U0318782

顾中一说：
我们到底应该怎么吃？

（全新修订版）

顾中一 著

北京联合出版公司
Beijing United Publishing Co.,Ltd.

图书在版编目（CIP）数据

顾中一说：我们到底应该怎么吃？：全新修订版 /

顾中一著. —北京：北京联合出版公司, 2018.7（2018.10重印）

ISBN 978-7-5596-2125-2

Ⅰ.①顾… Ⅱ.①顾… Ⅲ.①食品营养—基本知识②

饮食卫生—基本知识 Ⅳ.①R151

中国版本图书馆CIP数据核字（2018）第098653号

顾中一说：我们到底应该怎么吃？

作　者：顾中一

责任编辑：史　媛

北京联合出版公司出版

（北京市西城区德外大街83号楼9层　100088）

北京市雅迪彩色印刷有限公司印刷　新华书店经销

字数：240千字　700毫米×980毫米　1/16　印张：20

2018年7月第1版　2018年10月第2次印刷

ISBN 978-7-5596-2125-2

定价：58.00元

自序

　　7 年前，我开始做营养科普，建立独立的营养网站，写了几年的杂志专栏，录过几十期电视节目，做过近百场讲座，但要真说最引以为自豪的成绩，恐怕还是积累了两百余万的微博粉丝、十余万人的微信订阅用户。这些数字每天都在增长，很多业内专家都好奇为什么我能被这么多人认可。借着第一本科普书出版的机会，我谈谈自己的体会，权当作序。

　　随着信息流通越发便捷，人们对生活品质的要求逐渐提高，大家的健康意识也越发强烈。与此同时，由于各种食品安全问题的出现，无数"养生大师"的招摇过市，微信朋友圈很多关于饮食健康的转发帖，人们也越发迷茫了，急需靠谱的专业人员拨云见日。比如每年的"3·15"晚会我都在网上同步点评，2014 年"3·15"晚会曝光鱼肝油后，我的文章被作为百度百科"鱼肝油"词条使用。国内与我同样科班出身的一线临床营养工作者本就不多，能够长期在网络上就热点话题发表观点的就更少了。我的体会是只要认认真真坚持为大家服务，最终都能获得大家的信任。

　　越来越多的人遇到流言第一时间向我求证，有了健康问题向我咨询，这促使我加倍努力提高自己。这几年，我几乎所有的业余时间都在不断地学习，并与大家分享、及时互动。海量内容需要积累、整理，于是也就有了这一本书。书中重要观点都引自权威机构，当然即便如此也很可能不是最终版本。一方面，随着科学技术的进步，以后还会有更多的新证据；另一方面，每个人的生活环境、价值观都不一样，正所谓"甲之蜜糖，乙之砒霜"。我无法保证永远不出疏漏，我能保证的是一直以开放的心态听取意见，修正提高。这种心态让我在百万网友火眼金睛的监督下付出很多，但收获了更多。

在此，我要向始终关注我的朋友们表示感谢，是你们的鼓励与支持让我在营养科普的道路上走到了今天，也希望今后更多的读者能继续批评、指正。

我一直都很重视促进科普对象行为的改变，形象点儿说就是"让科普落地"，这是我被大伙儿认可的另一个原因。传统的科普，经常是只重视建立理性思维，灌输事实和逻辑，但我最希望的是大家都能看得懂、记得住、做得到。除了用心分享高质量的证据、破除各种流言与迷信外，我做的更多的是将科学界主流观点解释得更加通俗，贴近日常生活，让大家在实际生活中获益，切身感受科学的伟大，从而以更强烈的自信、更积极的态度践行科学的生活方式，最终改变人生。

"改变人生"，这听上去似乎有点儿玄虚，但实际正是营养师职责所在。我在两年前成为影星高圆圆的营养师。可能与大家在荧屏上看到的不同，圆圆私下是一个非常居家与内向的人，她把大量精力用于家人的健康上。通过我给她提供的个体化建议，她不但身体素质得到改善，还能将极其有限的时间从无效的各种养生方法中抽离，投入到事业或陪伴家人当中去。

我想让每个人知道，你的身体健康状况其实是由你的选择决定的，健康程度常常能反映一个人的生活态度与生活质量，我们都应对自己的身体负责。我非常希望以后再在马路上被人认出，对方不是说："我可是你的粉丝。"而是说："我按照你这本书上说的去做了，现在我们全家人都很健康。"

　　最后，感谢首都医科大学附属北京友谊医院同事们的支持，感谢四川大学华西营养教研室、清华大学公共健康研究中心老师的培养。感谢中国农业大学范志红教授、大连市中心医院营养科王兴国主任、北京协和医院临床营养科于康教授、科学松鼠会成员云无心、果壳网主编徐来在我成长道路上的教导与提携。你们对科普事业始终不遗余力，一直是我学习的典范。

　　本书谨献给我的母亲，谢谢你为我营造了一个零压力的环境去追求梦想。

顾中一

2015 年 1 月

基础篇

基础篇

基础篇

保养篇

第七章　男性健身营养指南

第八章　爸妈健康才最安心

提升篇

安心篇

安心篇

附录

人生如此艰难，你还不让我吃点儿"好的"

网上有个"假如狗狗会发微信"的段子，其中一部分是这样的：

主人：狗不能喝太多牛奶，不健康。

旺财：我全职看家！没工资！饿了给啥吃啥！渴了喝凉水！满屋子想啃的东西！不能啃！酒店不给住！过山车不给坐！看世界都是黑白的！……这样的狗生！想喝个牛奶你跟我谈健康！谈！健！康！

健康与美食是否矛盾？不得不承认，很多时候确实是矛盾的。我们的基因让我们对于咸（钠）、甜（糖）、香（脂肪）的食物趋之若鹜，对于需要费力咀嚼、能量密度低的蔬菜兴味索然。在远古时期使得人类生命得以延续的"技能"，对于处在物质发达的现代社会的人类来说就变成了一场灾难，无数慢性病都与之脱不开干系。怎么办？真的不能吃点儿"好的"？我的一些体会跟大家分享。

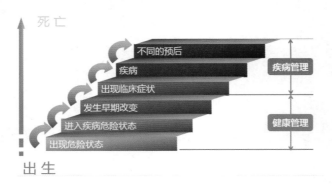

健康管理与疾病管理

1. 冷静权衡什么是自己想要的

"艰苦奋斗"常常被认为是一种优良作风，然而在各种典型事例中不难看到：很多人的奋斗常常是以牺牲健康为代价的，各种高管、白领、淘宝店主猝死的新闻屡见不鲜。每个人都有自己的价值观，我会尊重不同个体的选择，但我也知道大多数人的自控力其实都不太理想，对未来的计划常常也会存在盲点。你可能觉得今天多刷一会儿微博、多看一会儿电视，或者加班到凌晨没什么大不了，可你有没有想过第二天你萎靡的形象，可能使你在你所重视的人面前丢份儿？有没有想过几次通宵不睡有可能使你未来几个月心律失常？恍惚中的一次意外会让你把原以为能节约的时间都留给医院？作为医务工作者，我常常见到幸福的家庭被一场疾病摧毁，贫穷和富有有时真的只是一场病的距离。投资健康——预防疾病是件很值得的事情。

2. 自由来自自律

有人可能会说，健康饮食很难做到啊，过日子不就是为了开心嘛！事实上，快乐常常来自内心的满足。我的偶像——中国农业大学食品科学博士范志红的博客上写过这样一句话："食淡能知味，心清可悟真。"你肯定有过成天吃大鱼大肉的日子吧？请你回忆一下，那真的很"爽"吗？不断挑战感官上的刺激实际会让你感觉麻木、疲惫，有规律的生活、充足的休息反倒可以使你获得一个宁静愉悦、健康而敏锐的身体，从而有更好的条件体验生活的各种美好。2014 年，发表在 *BioEssays*（《生物学》期刊）上的一篇荟萃分析[1] 发现：肠道内的微生物群可以通过迷走神经影响宿主的进食模式，操控我们的行为和情绪。而我们则可以有意识地通过改变饮食（比如蔬菜、粗粮等富含益生元的食物）来操控这些微生物群的生态环境，进而有可能防治肥胖、糖尿病，甚至是胃肠道肿瘤，从而形成"主动吃健康食物→吃健康食物会感到开心→获得健康"的良性循环。我们都渴望自由，但只有自律才能让你规避旧习与即时的诱惑，避免被他人的观念所扰，去做内心真正渴望的事情。

3. 掌握科学知识让自己更加从容

我们都该庆幸自己生活在一个科学昌明的时代，无数知识和经验唾手可得，"懒"得动手也可以有各种机器、工具、服务帮我们解决。然而外部环境再好，你自己没有科学的思维，反而更容易迷失在海量的垃圾信息中。多了解一些科学知识可以帮你在实现某一健康目标的过程中少走很多弯路。比如你可能贫血，听说吃枣能补血就每天吃几颗大枣，结果贫血没好转，脸上却长了不少痘痘……如果你看了这本书，就会了解与贫血有关的营养素实际有哪些，如何干预才真正有效，各种食物的特点是什么，痤疮等症状通过怎样的饮食调理可以得到改善。

1　荟萃分析：Meta分析，是对具备特定条件的、同课题的诸多研究结果进行综合的一类统计方法。在医学研究中，这种分析得出的结论相对比较可靠。

基础篇

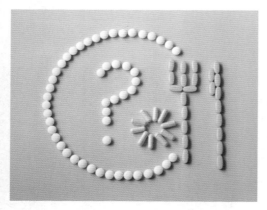
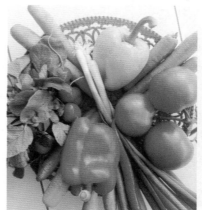
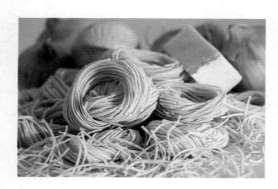
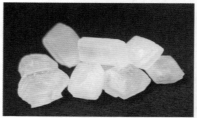
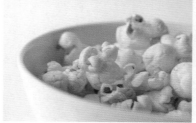
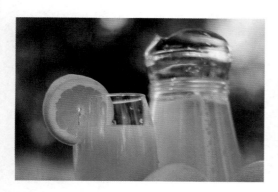
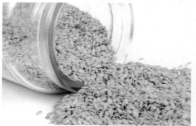

第一章

每天吃什么才健康

中国居民饮食习惯中的过剩与缺失

中美"膳食指南"对比

自古民以食为天，吃什么的问题说难则难、说易则易。很多人常常觉得自己从来没那么多讲究，饿了吃饭、困了睡觉，大口喝酒、大块吃肉，这么多年还不是过来了，没瞅见自己缺胳膊少腿。真的需要那么在意"吃什么"吗？

新陈代谢是生命的主要特征，饮食则是我们与外界进行物质交换的主要途径。随着人们生活水平的提高，当今健康饮食的标准已不再是过去简单地满足基本生存，还应起到提高生活质量、减少食源性风险、预防慢性病的作用。事实上，通过对健康生活方式的调整，80%的冠心病、90%的2型糖尿病、1/3的高血压都是能够预防的。

直观实用的《中国居民膳食指南》

20世纪90年代，中国营养学会受原卫生部的委托编写了1997版《中国居民膳食指南》，主要有8条原则。

1. 食物多样，谷类为主。
2. 多吃蔬菜、水果和薯类。
3. 每天吃奶类、豆类或其制品。
4. 经常吃适量鱼、禽、蛋和瘦肉，少吃肥肉和荤油。

5. 食量与体力活动要平衡，保持适宜体重。

6. 吃清淡少盐的膳食。

7. 如饮酒，应限量。

8. 吃清洁、卫生、不变质的食物。

　　随着教育水平的提高、国民对健康的重视，人人都知道了肥肉、荤油要少吃，适当吃粗粮、多喝水有利于身体健康。随着农业、食品科学的发展，冰箱、微波炉等现代化厨房电器设备的普及，温室蔬菜的广泛种植，人们对食物的要求也由清洁、不变质变为追求新鲜和美味。因肥胖问题日益凸显，膳食与运动相适宜的理念越来越得到重视，10 年后的 2007 版《中国居民膳食指南》有了新的面貌。

1. 食物多样，谷类为主，粗细搭配。

2. 多吃蔬菜、水果和薯类。

3. 每天吃奶类、大豆或其制品。

4. 常吃适量的鱼、禽、蛋和瘦肉。

5. 减少烹调油用量，吃清淡少盐膳食。

6. 食不过量，天天运动，保持健康体重。

7. 三餐分配要合理，零食要适当。

8. 每天足量饮水，合理选择饮料。

9. 如饮酒，应限量。

10. 吃新鲜、卫生的食物。

　　除此之外，2011 年最新修订版还对膳食宝塔做了调整。宝塔分为五层，包含每天应摄入的主要食物种类，其每层的位置和面积反映了各类食物在每日膳食中的地位和应占比例：第一层谷类食物 250 ～ 400g，第二层蔬菜 300 ～ 500g、水果 200 ～ 400g，第三层畜禽肉类 50 ～ 75g、鱼虾类 75 ～ 100g、蛋类 25 ～ 50g，第四层奶类及奶制品 300g、大豆及坚果 30 ～ 50g，第五层油 25 ～ 30g、盐 6g。特别是增加了 1200ml 水和 6000 步身体活动的要求。

到了 2016 年，《中国居民膳食指南（2016）》也如约发布了：

1. 食物多样，谷类为主。
2. 吃动平衡，健康体重。
3. 多吃蔬果、奶类、大豆。
4. 适量吃鱼、禽、蛋、瘦肉。
5. 少油少盐，控糖限酒。
6. 杜绝浪费，兴新食尚。

相比于上一版，前几条没有太大变化，主要是最后提到的"控糖""食尚"（包括阅读食品标签），显然这也跟这十年来营养学研究的一些新进展以及国家法规、食品业工艺的进步有关。除了膳食塔，"2016 膳食指南中国居民平衡膳食"还推出了餐盘、中国儿童平衡膳食算盘的图示。其中，最直观的是各类推荐量都有了调整：

每天摄入谷薯类 250 ～ 400g，其中全谷物和杂豆类 50 ～ 150g，薯类 50 ～ 100g。

尽量减少久坐的时间，每个小时起来活动活动。

每天摄入 200 ～ 350g 水果。

经常吃豆制品，每天大豆摄入量 25g 以上，适量吃坚果。

推荐每天添加糖摄入量不超过 50g，最好控制在 25g 以下。

足量饮水，成年人每天 7 ~ 8 杯（1500 ~ 1700ml）。

总体来看，2016 版相比于 2007 版总热量低了（谷物和水果摄入量下降了），强调全谷粗粮，限糖，增加饮水推荐量，提醒不要久坐…… 显然是在应对出现的肥胖和慢性病人口增多现象。

总之，《中国居民膳食指南》充分考虑了我国城市与乡村居民饮食结构和受教育程度的差异。它提纲挈领地对每日膳食中食物的数量、种类进行了规划，甚至包括进餐方式、营养卫生方面的告诫，内容精练便于传播。

粗中有细的《美国居民膳食指南》

《美国居民膳食指南》的更新频率是我国的两倍，综观美国十余年的三个版本，明显可以感受到与时代同步的气息。

《2000 年美国居民膳食指南》有 10 条。

1. 保持健康体重。
2. 每日有体力活动。
3. 按"金字塔"指南选择食物。
4. 每日选择多种谷类，尤其是全谷物。
5. 每日选择多种水果与蔬菜。
6. 保证食物安全。
7. 选择低饱和脂肪酸、低胆固醇而总脂肪适度的膳食。
8. 选择饮料与食物时，注意糖摄入量适度。
9. 选择与制备少盐食物。
10. 如饮酒精饮料，宜适量。

《2005 年美国居民膳食指南》分为 9 个部分。

1. 在所需热量内保证充足的营养素。

2. 体重控制。

3. 体育锻炼。

4. 鼓励的食品种类。

5. 脂肪。

6. 碳水化合物。

7. 钠和钾。

8. 酒精饮料。

9. 食品安全。

《2010 年美国居民膳食指南》分为 5 个部分。

1. 平衡能量，控制体重。

2. 需减少的食物和食物成分。

3. 应增加的食物和营养素。

4. 培养健康饮食习惯。

5. 辅助进行个性化选择。

《2015-2020 年美国居民膳食指南》主要有 5 点。

1. 一生遵循健康的饮食模式。

2. 注重多样化、营养密度和量。

3. 限制来自添加糖和饱和脂肪酸的热量，降低钠摄入。

4. 倾向于更健康的食物和饮料。

5. 无论何时何地都应支持和实践健康饮食模式。

发现了吗？条目居然越来越少，描述居然越来越简单了，重心从食物种类到营养素再到饮食行为。具体而言，2000 年的 10 条原则与我国的膳食指南十分相像，就是按照食物类别进行划分，针对关键环节提出建议的。到了 2005 年，开始明确地对碳水化合物、脂肪、钠等营养成分进行普及。再到 2010 年，就是提醒你要控制体重，有些东西要多吃、有些东西要少吃，好习惯怎样培养，哪里可以获得进一步帮助你的资料和信息……

在 2015—2020 年最新版中，反复强调的都是"健康的饮食模式""营养密度"，总脂肪限量去掉了，胆固醇限量去掉了，承认咖啡是健康饮食的一部分了……"健康的饮食模式"都在原先的版本之外添加了"健康的素食饮食模式"和"健康的地中海饮食模式"。

别以为这是专家们在偷工减料，以我一个营养工作者的体会，从这些变化倒是可以看出"膳食指南"制定者对其国民健康素养、相关产业制度的自信。要知道，营养学的一大特点就是具有精确性，然而一方面先进理论已进入分子生物和基因代谢组学的时代，另一方面老百姓吃的仍然是一碗饭、一盘菜，对健康产生影响的还是长期的膳食模式。那么，理论和行为之间的转化就需要一定的专业知识。这个工作如果交给专业营养师，他就会在对你的身体状况、生活习惯，甚至经济条件进行严格而细致的评估后提出最为合理的方案，监督执行并反馈评价。可"膳食指南"却是让民众自觉执行、自身监督，一旦民众理解错误，后果将不堪设想。因此，"膳食指南"的精确性和民众的理解力往往是矛盾的。这也是世界上大多数国家"膳食指南"都是在食物种类层次而非营养成分上进行建议的原因，甚至在同样具有东方饮食习惯和烹调方法的日本，其膳食陀螺还推出了更加宏观的"料理"概念。

那为什么美国的"膳食指南"既可以细化到分子程度，又能明确作为行为导向呢？

这首先与西餐食物容易量化、加工容易标准化、采用分餐制进食等客观因素有关。其次就是美国政府多年来重视营养事业，美国民众健康素质较高，相关产业制度完善的功劳了。精准饮食意味着民众能够理解一些营养学概念，并根据自身情况具体实施。你不可能要求民众记住静息能量计算公式[1]和各种食物的营养素含量，那么就需要有相关的机构和企业通过各种方式来辅助了。举个简单的例子，民众所吃的具体食物与营养成分数据如何对接？美国采用的方法就是在所售食物上贴上营养标签来告知消费者相应的营养成分。美国早在 20 世纪 90 年代初便开始筹划实施《营养标签教育法案》，美国食品与药品管理局（以下简称 FDA）专门为食品原料数据库的建立进行了大量研究，之后利用互联网等媒体针对相关法案对食品生产企业和消费者开展了大规模的宣传教育，实施 20 年的相关成本接近 15 亿美元。如今，美国 FDA 的标签法规定的强制性标识成分就有 14 种，这使得民众可以很容易地计算在日常生活中自己究竟摄入了多少营养成分。

当平时的工作分担了"膳食指南"所要承载的信息量，无须忧虑民众的接受和执行力时，"膳食指南"就可以设计得很精巧了。《2010 年美国居民膳食指南》虽然只分为 5 部分，却另有 16 篇附录设计：有的是为了让特殊人群方便找到和自己有关的信息，有的是各种营养名词解释，有的是给出各类营养素的推

1　计算身体营养需求的公式。

荐摄入量或是食物来源……配套的金字塔更是突出了因人而异的理念，因为它上面并没有具体的数字，而是需要你登录网站，输入自己的身体数值后为你计算并设计方案，尽可能地帮助你确定每日所需能量的范围、各类食物的合理选择、食物与运动间的平衡、摄入低热量获得大部分营养素的方法。这背后反映出的工程量之浩大，令人叹为观止。

如果说《中国居民膳食指南》就像家中一位和蔼的长辈，看着一家的老老少少，不断叮嘱、告诫，为大家指出一条通往健康的光明之路，那么，《美国居民膳食指南》就像是身边一位不断提醒你的朋友，潜移默化中改变着你的习惯。

中国居民饮食中应当减少的食物和食物成分

营养学上有一句名言：没有不好的食物，只有不好的膳食。

人类每天需要从食物中摄取四十多种营养素来满足需要，然而除了母乳可以为婴幼儿提供全部营养外，没有任何一种天然食物可以完全提供人体所需的全部营养素。任何食物都有其特定的营养价值，总会适合某些人在某一状态下食用。薯条和炸鸡由于成分单一，油、盐过多，是日常生活中公认的垃圾食品，但是它们对于急需能量和蛋白质的人就很有必要，比如抗震救灾、饥荒时以及重体力劳动人群就很需要。只要同时多搭配些蔬菜，补充欠缺的维生素、膳食纤维和矿物质，也可以成为一套比较合理的膳食结构。

鉴于以上原因，国内的营养专家很少强调某种食物的缺点，而将这种食物从食谱中剔除。最近的几版《中国居民膳食指南》都将"食物多样化"作为第一要求。日本作为亚洲营养学发展最好的国家，甚至在"膳食指南"中要求人们每天进食的食物种类应达到30种。在2016版《中国居民膳食指南》中建议每天食用12种以上，每周25种以上。

那为什么《美国居民膳食指南》要限制某些食物呢？这是因为这些食物往往空有能量物质而其他营养素的密度很低，比如各种垃圾食品及精制谷物。现在，太多的人超重或者肥胖，而肥胖很容易增加心血管系统疾病、糖尿病以及某些癌症发生的概率。要想减重就需要控制摄取的总能量，而你一旦吃了这些食物，在满足总能量限制的前提下，摄入其他富有营养的食物量就必然会减少。此外，流行病等医学研究还发现，某些成分会对人体有害（比如反式脂肪酸），有些成分摄入过量会影响健康（比如盐和胆固醇），因此也需要限制。

◾ 少盐

"美国指南"建议：

每日摄入钠不超过 2300mg。特别是年龄在 50 岁以上，患有高血压、糖尿病、慢性肾功能不全的人，则应降到 1500mg。事实上，1500mg 适用于半数的居民，包括儿童和多数成年人。

对比解读：

不少人看到 2300mg 的反应都是说不是 6g 吗？注意，钠和盐还是有区别的，6g 是中国营养学会限制的每天用盐量，而 6g 氯化钠中的 Na^+ 正是 2300mg。《中国居民膳食指南》中还特别提醒这 6g 盐包括酱油、腌制品中的盐。中美预包装食品背后的标签上都会有钠含量的标示，钠的含量越高，营养价值就越低。事实上，大部分人的摄入量都超出了"膳食指南"建议的一倍以上，饮食应注意尽可能清淡。

一般建议每天 6g 盐，其中包括了食物中的钠，所以实际上食用 4g 盐比较适合，大约相当于一个啤酒瓶盖的量。

实用贴士：

1. 明确盐用量的概念，做饭的人学会使用 2g 盐勺。

2. 逐渐减轻口味，可考虑选择低钠盐。

3. 可以考虑将食物蘸着调料吃代替拌和红烧。

4. 少放酱油、味精、鸡精、面酱，可以用葱、姜、蒜、辣椒、醋提味。

5. 炒菜快出锅时才撒适量的盐，让盐粒尽量浮在表面，味道差不多，实际摄入量能低些。

6.少在外就餐，在外就餐时可以要求厨师放一半盐。

7.少吃加工食品，多选天然食物，购买预包装食品前阅读背面食品标签。

8.尽量不喝菜里的汤。

少油

这里说的油不仅仅是炒菜时放的烹调油，还包括各种食物中所含有的脂肪酸和脂类成分。脂肪酸又可以分为饱和脂肪酸、单不饱和脂肪酸和多不饱和脂肪酸。饱和脂肪酸容易升高血脂，增加罹患心血管系统疾病的风险。

"美国指南"建议：

每日由饱和脂肪酸提供的能量应限制在10%以内，同时用多不饱和脂肪酸和单不饱和脂肪酸来代替饱和脂肪酸。

减少烹调油用量

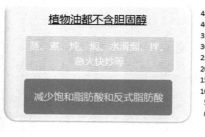

植物油都不含胆固醇

蒸、煮、炖、焖、水滑溜、拌、急火快炒等

减少饱和脂肪酸和反式脂肪酸

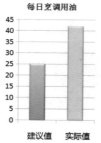

每日烹调用油

建议值　实际值

油的成分

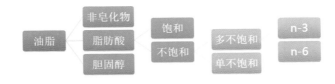

不同油的脂肪酸差异

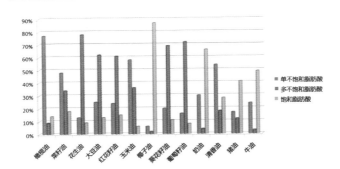

油贵的好处……

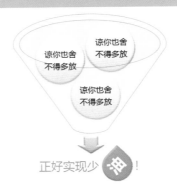

正好实现少油！

对比解读：

《美国居民膳食指南》过去曾有一版提倡限制脂肪摄入，发布后被许多专家、学者诟病，理由是没有区别具体的脂肪酸。常见的脂肪酸可分为饱和脂肪酸、单不饱和脂肪酸和多不饱和脂肪酸。三者之间还应当具备适宜的比例，事实上大多数人饱和脂肪酸均摄入过多，其他二者特别是 n-3 系的多不饱和脂肪酸摄入不足。

实用贴士：

1. 每日膳食来源的脂肪摄入应该在 50 ~ 70g（100g 猪瘦肉可能就有 20g 脂肪了，要是肥的……），其中烹调用油应限制在每日 30g 以内。

2. 尽量采用蒸、焖、煮、拌等烹调方式，尽量在家就餐，减少在外就餐。

3. 注意，"膳食指南"里写的是"代替"，并不意味着像橄榄油、玉米胚芽油等不饱和脂肪酸含量高的油可以超量食用。

胆固醇

"美国指南"建议：

2015 版《美国居民膳食指南》中取消了胆固醇限量，主要其是对于健康成年人，饮食中的胆固醇对血胆固醇水平、心血管疾病风险的影响微乎其微。注意日常饮食中的饱和脂肪酸即可。

对比解读：

虽然胆固醇是细胞膜的重要组成成分，适度的胆固醇摄入也是必需的，但是由于现在的人动物性食物摄入过多，很多人对胆固醇的摄入都会超标。因此，过去针对有心血管系统疾病患者的300mg 胆固醇限量也适用于普通民众。

> 实用贴士：
>
> 　1.事实上，健康人每日1～2个鸡蛋并不会增高胆固醇。
>
> 　2.动物内脏、脑花等食物尽量少吃。
>
> 　3.膳食纤维有助于降低胆固醇。
>
> 　4.重视体检结果，LDL-C 低密度脂蛋白胆固醇是"坏"胆固醇，HDL-C 则是"好"的。

■ 少反式脂肪酸 ■

<u>"美国指南"建议：</u>

尽可能减少反式脂肪酸的摄入，虽然天然食物中也有，但重点是限制人工来源的反式脂肪酸，比如部分氢化植物油（奶精、植脂末、人造奶油、代可可脂等），以及其他的固体脂肪（一般指动物的）。

<u>对比解读：</u>

近几年反式脂肪酸在各大媒体上频频曝光，国外研究证实：100g 奶油蛋糕或者 50g 桃酥中的反式脂肪酸就会对健康产生一定危害。反式脂肪酸会升高低密度脂蛋白胆固醇，增加血液黏稠度、促进血栓形成。法国食品安全局在报告中指出，反式脂肪酸供能比超过 2% 可导致罹患心血管系统疾病的风险显著升高。欧美国家对于反式脂肪酸的食用已加以限制。根据我国国家食品安全风险

评估专家委员会的评估报告，考虑到国人的饮食习惯，除非是经常吃加工食品和大量油炸食品，否则反式脂肪酸摄入量并不太多。

> **实用贴士：**
>
> 1. 注意观察食品标签，"精炼植物油""植物奶油""氢化植物油""起酥油"都有可能含有反式脂肪酸，当然更重要的是看营养成分表中的反式脂肪酸一项。
>
> 2. 饼干含有大量的脂肪、糖等，尽量少吃，饿的时候可用豆制品代替。
>
> 3. 奶油蛋糕、奶茶、代可可脂巧克力、奶糖尽量少买（常见的速溶咖啡中的咖啡伴侣没有问题）。

少热量

"美国指南"建议：

减少来自饱和脂肪酸和人工添加糖的热量摄入。

对比解读：

人类对高能量食物的热爱深嵌于 DNA 之中，无论是饱和脂肪酸还是人工添加糖都是很"纯"的高能量食物，自然深受欢迎。无论是传统的猪油炸糕还是面包房里的精美糕点，饱和脂肪酸和人工添加糖都会令你的能量超标、血糖飙升。

> **实用贴士：**
>
> 1. 少吃为了美味而加入大量糖、油的食物。

2.用水果或者果汁代替糖，糖尿病患者选择木糖醇，儿童注意及时刷牙。

3.果糖（果葡糖浆）在饮料等食物中很常见，且不产生饱腹感，但事实上也会增加体重，因此要少吃、少喝。

少精制主食

"美国指南"建议：

主食少选择精制谷物，特别是含有大量饱和脂肪酸、人工添加糖、钠的精制主食。

对比解读：

大多数国家的饮食传统都是以谷类为主。谷类食物最大的意义在于它是高效（容易消化为葡萄糖，从而被人体吸收利用）、安全（有害物质相对少、有害代谢废物少）、容易得到也最廉价的能量来源。除了含有 75% ~ 80% 的碳水化合物、8% ~ 10% 的蛋白质、仅仅 1% 的脂肪外，还是维生素 B_1、膳食纤维的主要来源，但是经反复加工过的精制谷物除了能量外的其他营养素往往会大量丢失。

实用贴士：

1.少吃油炸食品和精致糕点，选择低脂、粗加工谷物。

2.比较粗糙的杂粮可以配一些比较稀的牛奶。

3.孩子从小养成不挑食的习惯。

▬ 少酒 ▬

"美国指南"建议：

达到法定年龄后如果确实要饮酒，应限制在女性每天1个酒精单位，男性2个酒精单位。

对比解读：

酒瓶上标示的酒精浓度（只取数字）× 酒的分量（以升计）＝酒精单位（约数）。例如，一听5%酒精浓度的330ml啤酒，大约有 $5×0.33 = 1.65$ 个酒精单位；一瓶53%酒精浓度的茅台，男性最多喝 $2÷53 = 0.037$（L）。换句话说，就是每天不到50g。

实用贴士：

1.要想不醉最好的方法就是不饮酒，拼酒、劝酒更是陋习。

2.容易脸红往往说明乙醛脱氢酶不足，使得乙醛积蓄过多，这种人更不应饮酒。

3.尿酸过高的人不应饮酒，特别是啤酒。

放下酒杯的理由

提到酒，相信每个人都不陌生。酒最早来源于天然成熟的果实，因此我们的基因无时无刻不在提醒着我们酒香意味着收获和财富。不但深山里一些不缺食物的猴子懂得酿酒，翻阅人类几千年的历史，公认酿酒最好的也是那些拥有大量财富的修道士。其实理性一点儿分析，不喝酒有着种种好处。

先说健康。酒这个东西，适量饮用愉悦一下心情还是有益的，可什么叫适量呢？《中国居民膳食指南》中的定义是男性每日酒精摄入量在 25g 以内，女性 15g 以内。美国类似的建议也是男性一天不要超过 2 个酒精单位，女性不要超过 1 个。

酒喝多了有什么危害？首当其冲的就是肝脏，这是因为酒精进入人体绝大部分都需要经过肝脏的代谢，无形之中就给肝脏增加了很多负担。2010 年，美国肝病学会《酒精性肝病诊疗指南》中曾指出：平均每日摄入酒精超过 60g 的个体 90% 都会出现脂肪肝。男性超过 60～80g/ 天、女性超过 20g/ 天，持续 10 年以上，5%～41% 的人可增加肝硬化发生的风险。真要得了肝硬化那可是不可逆的！如今，北京市超过半数的成年男性肝脏相关指标或多或少都有些异常，甚至有人戏称谁要是没有脂肪肝都不正常。所以，为我们的"小心肝"着想，少喝点儿吧！

除了肝脏，酒精对其他器官也都有不同程度的损害，国际疾病分类第 9 次修订版（ICD9）将与酒精相关的死亡原因分为：慢性肝病和肝硬化、酒精依赖综合征、酒精性精神病、酒精中毒、酒精滥用、酒精性心肌病、酒精性胃炎和酒精性多发性神经病等。是不是光听这些疾病名称就觉得很可怕了？这里面有的是短期症状，有的还是造成家庭矛盾、失业等诸多社会问题的根源。

酒精对于特定人群来说更可谓一剂毒药：糖尿病患者饮酒可能加重低血糖反应，孕妇饮酒可能影响胎儿发育，痛风患者饮酒会抑制尿酸排泄，吃了头孢类抗生素再饮酒会发生乙醛蓄积的双硫仑样反应，吃了感冒药对乙酰氨基酚再饮酒可能诱发急性肝损伤，有些人体内缺乏乙醛脱氢酶喝酒还会增加患食道癌的风险……如何判断一个人是否携带缺陷基因？其实回答两个问题就能大致判断：①喝完一杯啤酒（约 180ml）后是不是有立即脸红的趋势？②在初次饮酒的 1～2 年内，喝完一杯啤酒（约 180ml）

后是否有脸红的趋势？任一答案为"是"，就可被认为是缺陷基因携带者。这种缺陷会使得代谢乙醛的速度较慢，从而加重DHA损伤，使得患上癌症的风险增加。

　　酒中还缺乏维生素、矿物质等营养成分。也许有人会说葡萄酒中不是有白藜芦醇吗？不是能抗炎和减少凝血从而预防糖尿病和心脏病吗？其实如果按照小白鼠试验的剂量折算，一个人差不多每天得喝30kg的红酒才可能有上述益处。目前，主流研究还是认为"适度饮酒有益"主要是酒精的功劳，至于酒精来自红酒还是啤酒并无区别。

　　至于酒精本身，在被人体代谢的过程中倒是不会产生热量蓄积，只不过，既然要喝酒，总会多配些"下酒菜"吧？

　　以上说的还是合格的酒，假如是甲醛、塑化剂超标的酒那就更别提了。少喝酒，买酒钱省了，代驾的钱省了，没准以后肝移植的钱也省了……有这个钱干什么不好？您说呢？

中国居民饮食中应当增加的食物和食物成分

■ 多水果和蔬菜

"美国指南"建议：

多吃蔬菜和水果。

对比解读：

建议每天吃蔬菜 400 ~ 500g、水果 200 ~ 350g，肥胖者的蔬菜甚至可以吃到 1kg 左右，每餐都要有 1 ~ 2 种蔬菜，每天吃 2 ~ 3 种水果，特别是十字花科和菌类、藻类食物。水果的碳水化合物含量一般比蔬菜高一些，苹果和梨以果糖为主，草莓、葡萄以葡萄糖和果糖为主。水果中的有机酸可以刺激消化液的分泌，有利于矿物质的消化、吸收，以及保护维生素 C。

实用贴士：

1. 别老犹豫不知道该什么时候吃水果，血糖不高的人饿了就吃吧。当然，有条件的话配点儿别的更好。

2. 实在不习惯可以考虑蔬菜、水果榨汁，不过维生素 C 容易被氧化，要鲜榨现食。

3. 食用新鲜蔬菜，少吃腌制的。

■ 多深色蔬菜和豆类

"美国指南"建议：

吃多种多样的蔬菜，最好是深绿色、红色、橙色的，以及大豆和杂豆。

对比解读：

蔬菜水分多、富含各种植物化合物[1]，大部分能量在50kcal/100g以下，属于典型的低能量密度食物，含有胡萝卜素、维生素 B_2、维生素 C、叶酸、钙、磷、钾、铁以及抗氧化营养素等。大多数天然色素都对人体有益，比如叶绿素、花青素、番茄红素、叶黄素……一般来说，颜色越深的蔬菜天然色素含量越多。

豆类特别是大豆食物是我国的传统美味，应当保持每天食用 50g 左右。

实用贴士：

1.蔬菜应当先洗后切、急火快炒、开汤下菜、炒好即食。

2.食用蔬菜对于清除氧自由基、抗氧化、抗肿瘤比服用一般的保健品性价比高多了。

3.豆类食物一定要做熟。

多谷物

"美国指南"建议：

一半的主食改为全谷类食物，减少精米、白面。

1　植物化合物，是指植物生长过程中产生的对人体健康作用特殊的非营养的有机化学物质。

对比解读：

全谷食品的定义为全谷及全谷类食物由完整的谷粒组成，其中包括麸皮、胚芽和胚乳。如果谷粒已经开裂、粉碎或呈片状，那么它必须保持与天然谷粒中麸皮、胚芽和胚乳基本相同的相对比例才能被称为全谷。能够提供丰富膳食纤维的谷物食品，并不一定就是全谷食品。

实用贴士：

1. 全谷类食物可能颜色并不深，如燕麦粥和燕麦片的颜色就非常浅。另外，注意吃燕麦片而不是麦片。

2. 可以在白面粉中加入玉米粉、高粱粉，或将荞麦、燕麦、杂豆等粗粮放在一起煮饭或者煮粥。

3. 市面上一些标称全麦食品的产品其实只是添加了麸皮，可以考虑全麦馒头。

多奶

"美国指南"建议：

增加低 / 无脂奶和奶制品，比如牛奶、酸奶、奶酪、强化豆奶。

对比解读：

牛奶是一种营养价值很高的食品，哺乳动物在生命的最初几个月，仅靠牛奶就可以供给身体发育所需的全部营养就是最好的例证。中国内地居民的牛奶消费还处于很低的水平，平均每人每年的摄入量只有 8kg，还不到世界平均水平每人每年 93kg 的 1/10，也远未达到发展中国家平均每人每年 35kg 的水平。

实用贴士：

1. 国人乳糖不耐的情况比较普遍，可以改为喝酸奶缓解。

2. 牛奶去除脂肪的同时也会损失部分脂溶性维生素，喝奶不多的人可以喝全脂奶。

3. 强化豆奶和豆浆的概念不一样，豆浆不能代替牛奶。

多高蛋白

"美国指南"建议：

选择多种的高蛋白食物，包括海鱼、瘦肉、禽肉、豆类、豆制品以及一定量的坚果和果实种子。

对比解读：

蛋白质是人体最重要的营养素，除了注重蛋白质总量外，氨基酸组成与人体接近的蛋白质才能被高效利用。

实用贴士：

1. 同时食用多种蛋白质可以发挥蛋白质的互补效应。

2. 补充蛋白质不能光靠喝汤，关键还是吃肉。

3. 可以在饿的时候吃一小把坚果充饥。

"美国指南"建议：

多选择固体脂肪少、能量低、脂肪以液态油为主的高蛋白食物。

对比解读：

肉类作为最主要的蛋白质来源，往往同时携带了大量的脂肪，对于控制摄入总能量不利。

实用贴士：

1. 猪肉、牛肉、羊肉三者蛋白质含量均为 20% 左右，猪肉脂肪含量最高，羊肉次之，牛肉较低。

2. 大豆不但能提供优质蛋白质，还不含胆固醇。

3. 少食用油炸食物。

■ 多海产品

"美国指南"建议：

增加海产品的产量和种类，用海产品代替部分畜肉和禽肉。

对比解读：

这点尤为重要，在 2010 版中国居民膳食平衡宝塔中，特别将鱼虾类 50 ～ 75g 调整为 75 ～ 100g。相对于畜禽肉类 50 ～ 75g、蛋类 25 ～ 50g，鱼虾类是宝塔第三层中分量最多的。海产品脂肪含量相对比较低，不饱和脂肪酸含量却很高，海鱼以 DHA 和 EPA 为主，对于预防血脂异常和心脑血管系统疾病有帮助。

实用贴士：

1. 海鱼摄入过多也有汞摄入过量的危险，孕妇应特别注意。

2. 好的脂肪酸难以承受煎、炸的高温，建议做鱼尽量选清蒸。真要吃烤鱼也不要吃外层的焦煳部分，红烧时适当缩短油煎时间。

　　3.鱼翅、鲍鱼等名贵海产品的营养价值并不太高。

　　4.吃鱼的时候一定要小心鱼刺，被卡到的话建议直奔医院急诊，如果取晚了有可能造成纵膈化脓而引起全身感染。

多植物油

"美国指南"建议：

尽可能地用植物油代替固体脂肪。

对比解读：

碳链长的脂肪酸容易在室温下呈现固态，不容易被人体吸收利用，因此更容易升高血脂。液态的植物油含有人体必需的脂肪酸，所以应以植物油为主。中老年人和有心脑血管系统疾病风险的患者，更应限制固体脂肪的摄入。

实用贴士：

　　1.家里尽量选择植物油烹调。

　　2.避免食用腊肉、鸡皮下的可见脂肪。

　　3.少选吸油多的食物加油烹调。

多微量元素

"美国指南"建议：

钾、膳食纤维、钙、维生素 D 在美国人的食谱中往往得不到重视。富含这些营养成分的食物包括蔬菜、水果、全粮、牛奶以及奶制品。

对比解读：

虽然我国临床上常见的营养缺乏病症已经比较少见了，但原卫生部的一次《中国居民营养与健康现况调查报告》显示：微量营养素的缺乏或边缘性缺乏问题一直较为严重，如维生素 A、维生素 B_2、维生素 C 和铁、锌等均存在一定程度上的缺乏。美国在推行"膳食指南"30 年之后，在强化食品、膳食补充剂食用十分普遍的情况下，这些营养素尚且摄入不足，可见我国的健康饮食之路任重而道远。

实用贴士：

可以说，大多数国人的钙、维生素 B 和维生素 D 都是摄入不足的，应当尽可能按照"膳食指南"调整，弥补自己饮食上的不足，但如果实在因各种原因难以满足，个人建议及时服用复合型维生素矿物质补充剂。

（注：本文所解读的"膳食指南"主要是针对一般人群，并不包括孕妇、老年人等特殊人群以及疾病状况，具体还需要专业人士提供个体化营养建议。）

日常饮食小贴士

Tip1："主食"要吃，但不一定为主

无论是在平时的营养咨询门诊还是在高校做讲座，总能见到

一些形销骨立的朋友，问了他们的身高、体重，BMI[1] 都在 18.5 以下。大量统计学数字表明，消瘦人群的总死亡率较正常人高。而在生活中，过于消瘦会给人一种弱不禁风的感觉，对社交不利。比如，如果筛查时发现患者消瘦，营养师就会进行个体指导。以我进行膳食分析的经验来看，很多人常常是主食吃得不够，睡前加两片面包就能有所改善。

但是，"主食"真的应该为主吗？一方面，很多一线城市四成的超重发病率已经说明很多人的能量是过剩的；另一方面，实际上，国人的主食中全谷物、粗粮很少，要么是精米、白面，要么是油饼、油条，以及除了淀粉就是酱料的各种面食，不但缺乏维生素、矿物质，而且会导致血糖迅速升高。一大碗炸酱面下肚很快就会被消化，进而让你的血糖像过山车一样飙升，让你的血管和器官"泡"在糖水中……由于多数人缺乏锻炼，血液中的葡萄糖没有其他去处，只好转化为脂肪囤积下来，久而久之造成多种慢性病。

所以，对于缺乏运动的人，淀粉类的食物也不能吃太多，在能吃到瘦肉、鸡蛋、牛奶、蔬菜和水果的情况下，谷物吃干重 200～300g 即可，而且其中应该接近一半是全谷、薯类、杂豆等粗粮。从体积来说，如果你缺乏锻炼，一般的快餐盒，每餐半盒米饭、半盒荤菜、一盒素菜可能更适合你。

Tip2："多吃"蔬菜、水果，但注意方法

几年前，在网上看过一个段子：市面上有很多保健食品，维生素 C、膳食纤维、番茄红素……常常一瓶就上百块钱，可是菜

1　BMI又称体质指数，计算方法是以千克为单位的体重除以两次以米为单位的身高，18.5～23.9为正常范围。

市场 3 块钱 500g 的番茄不就包括这些了吗？何必多掏钱去买拆开的成分呢？何况效果还不如天然食物。

多吃蔬菜可以说是性价比最高的养生方法了，通过蔬菜，我们可以获得维生素（比如帮助胶原蛋白合成的维生素 C）、矿物质（对心脏有利的钾元素）、膳食纤维（预防癌症、便秘），以及许许多多换成保健品价格数十倍增长的植物化合物。

总而言之，我建议有条件的人每天蔬菜应该吃到 500g 以上，其中最好多一些深色以及十字花科蔬菜。不过，蔬菜、水果吃得多难免摄入较多的农药残留，因此一定记得先洗后切、流水冲洗、急火快炒后食用！

均衡饮食中的"大牌"食物

均衡饮食的标配

吃饭抓主要矛盾

自古以来，国人对饮食就十分重视，吃什么、怎么吃的思考从未停止过。早在成书于 2400 年前的传统医学经典著作《黄帝内经》中就对合理膳食有"五谷为养，五果为助，五畜为益，五菜为充"的经典论述。国人对吃的研究从未停止，时至今日，大家每天都能在报纸、杂志上看到各种饮食秘籍和健康妙招。在我看来，这些报道 90% 的内容对你健康的影响都微乎其微。我们中学政治课都学过要抓事物的主要矛盾，什么是健康饮食的主要矛盾呢？就是均衡的饮食结构。

打个比方，现在市面上常常有人推荐各种各样的健康食品，今天宣传红薯，就说它膳食纤维丰富、抗氧化物质多、脂肪含量低，但真的天天吃大量红薯又可能引发胃酸分泌过多、消化不良……站在均衡饮食的宏观层面，我们会建议每周吃 5 次左右，每次摄入 50 ~ 100g，烹调方法采用蒸、煮、烤，少用油炸方式，避免脂肪摄入过量。明白差别了吧？

如果想了解均衡的饮食结构，我推荐买前面提到的《中国居民膳食指南》。世界各国营养机构都会结合自己国家居民的身体特点、健康现状、经济条件、文化背景和食品市场等因素给出一个符合国情的"膳食指南"，我推荐的《中国居民膳食指南》是

由中国营养学会和卫计委联合推广的，不单单是所有营养师的
"红宝书"，也是政府、企业在为公众营养水平提高做出贡献时重
要的参考蓝本。这本书与其他养生书区别最大的地方还在于它的
建议都是有高强度证据支持的，没有"猜想"或是"一家之言"。
然而整本书比较厚重，有 24 万字，很多人可能看不完，我再拣
出重点的内容跟大家讲讲。

一张图教会你平衡膳食

首先给大家看这幅"中国居民平衡膳食宝塔"图（版权归中国营
养学会所有），它形象又精确地给出了一个人营养所需的食物基础。

这个图把食物分成了 5 大类，越是靠近下层的越应该多摄入，
越靠上的则越应该少摄入，这也意味着上层食物在很少量的情况

中国居民平衡膳食宝塔（2016）

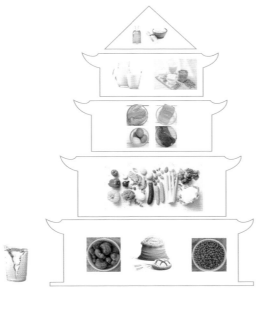

盐	< 6g
油	25 ~ 30g
奶及奶制品	300g
大豆及坚果类	25 ~ 35g
畜禽肉	40 ~ 75g
水产品	40 ~ 75g
蛋类	40 ~ 50g
蔬菜类	300 ~ 500g
水果类	200 ~ 350g
谷薯类	250 ~ 400g
全谷物和杂豆	50 ~ 150g
薯类	50 ~ 100g
水	1500 ~ 1700ml

下就会影响健康（嗯，最上面一层是油和盐）。只要按照这个饮食结构吃就比较均衡了，具体的推荐量如下（尤其要注意的是这些重量都是生重）。

谷类食物位居底层，也就是说，每天摄入谷薯类250～400g，其中全谷物和杂豆类50～150g，薯类50～100g。（个人建议可以稍微减少一点。）

蔬菜和水果居第二层，每天应吃300～500g和200～350g（每天食物体积中一半应该是蔬菜）。

鱼、禽、肉、蛋等动物性食物位于第三层，每天应该吃140～225g（水产品40～75g，畜禽肉40～75g，蛋类40～50g）。

奶类和豆类食物合居第四层，每天应吃相当于鲜奶300g的奶及奶制品，还有大概是每周70克坚果（每天10克），每天20-25克大豆的样子。20克大豆以等量蛋白质换算，也就是差不多60g北豆腐、45克豆干或者150g内酯豆腐。

塔顶是烹调油和食盐，每天烹调用油25～30g，食盐不超过6g。

如果你对重量实在没有概念也不愿意购买工具的话，你可以记作：

类别	食用量/每日
蔬菜类	一大把
水果类	一个
奶类及奶制品	两杯（150ml普通水杯）
蛋类	一个
豆类、坚果	一把
鱼虾、肉类	半个手掌
主食	每餐100～150g
水	八杯（150ml普通水杯）

建议大家买一个厨房秤，无论是做饭还是买菜都心中有数。另外，从超市买菜的时候也都是成克称量的，比较容易量化。具体来说，一袋奶一般是240ml，一个鸡蛋大约60g，一个苹果约250g，一个男性手掌大小面积、1cm厚的肉块大约是250g，女性的话是150～200g。家里白瓷勺的一勺油大约是10g。

"垃圾食品"不是不能吃，是不能只吃

薯条、炸鸡和汉堡等洋快餐由于成分单一，油、盐过多，是日常生活中公认的垃圾食品。其实，它们并非人们一直认为的"不能吃"。

首先，既然称得上是食物，那肯定是无毒的。而当您饿得不行的时候，难道还要考虑这顿饭长期食用是否会对心血管系统造成损伤？低血糖的危害远比高血糖要大。

很多年轻女性常常出现口腔溃疡、便秘等"上火"症状，于是开始少吃主食，其实这样恰恰相反。据我观察，"上火"除了因睡眠不足导致免疫力下降外，也有不少是盲目减肥——不吃主食和粗粮的后果，以后再遇到这种情况不妨建议她多睡觉和吃饱饭。至于完全不吃主食的减肥餐，客观来说确实比较容易坚持，因此短期减肥是可以采纳的，但缺点是长期如此难免会增加患肠癌、心血管系统疾病的风险。

汉堡能提供优质的蛋白质，虽然油脂多了些，但只要其他时候多吃些蔬菜和水果，保证主食，注意清淡一些，那么整体膳食结构仍然是均衡的。

最后提醒大家，"膳食指南"的意义就在于提醒大家整个膳食结构，也就是几大类食物的比例是最重要的：既不要因为某种

食物健康就玩命吃，也不要宁愿饿着肚子也不吃"垃圾食品"。可能你经常在外就餐，油、盐摄入很多，那么回家以后吃点儿青菜、白粥就很合适。

小顾说谷物和薯类

五谷杂粮搭配

营养上，我们比较建议大米和大豆搭配，这是因为其中氨基酸互补从而提高了营养价值，但这是对于那些没条件吃肉的人而言的。如果你显然不属于此类人群，那就别操心了，怎么搭配觉得口感最好就行。

特点和食用注意：

★燕麦片

燕麦中含有 66% 的碳水化合物、17% 的蛋白质、7% 的脂肪，富含膳食纤维、维生素 B_1 以及 β－葡聚糖……是一种营养丰富的谷物。2013 年 5 月发表的一项随机交叉设计研究提示，对于 2 型糖尿病患者来说，富含燕麦的饮食还有轻度的降脂作用。需提醒的是，购买时注意选择纯燕麦而非麦片。

★糙米

人们常吃的白米饭其实已经去掉了稻谷的米糠层和胚芽，而米糠层中富含预防脂溢性皮炎的维生素 B_6、改善皮炎的烟酰胺，胚芽中也富含天然维生素 E。以糙米代替精白米面可以大大增加膳食纤维的摄入量，有助于预防便秘和调节血脂。

★小米

小米是我国传统的粗粮，其中含有 8% 的膳食纤维，富含叶

酸和维生素 B_1，更是锰的良好来源，而且饱和脂肪酸很少。不过，从氨基酸平衡的角度来看，只吃小米会缺乏赖氨酸，搭配一些大豆制品更为健康。

★ 玉米

玉米的饱和脂肪酸很少，而且每 100g 就有 7g 的膳食纤维，因此建议用来替换掉部分精制主食。另外，目前花色、黑色的玉米其实是杂交品种，而非转基因产品，其中更加丰富的天然色素也有一定的抗氧化作用。

★ 大麦

大麦是典型的粗粮，富含维生素 B 和膳食纤维，不过很少被直接食用，大多用来制作啤酒。

★ 薏米

传说中，薏米有润肺、除湿、利尿、消水肿，甚至防癌等作用，但并没有很强的证据支持。个人建议不要有过高期望，当然平时熬点儿薏米麦片粥还是不错的。

★ 黑米

黑米属于糯米的一种，其中的钾、铁、镁比精米和普通糯米要多，而且富含天然色素，营养价值确实比较高。有种说法是只吃黑米可以减肥，其实黑米不含维生素 C、维生素 B_{12}，只吃黑米显然是不健康的。可以与大米按照 1：5 的比例混合放入电饭煲蒸熟，黑米比例更高的话颜色可能会过深。

★ 芝麻

芝麻可是矿物质的绝佳来源，其中钙、铁、镁、铜都很丰富（不过其中所含的草酸可能影响钙吸收），芝麻的油脂中还含有木酚素[1]。抹酱料的时候很需要脂肪的芳香，不妨用芝麻酱代替。

★强化面粉

强化面粉是在面粉中强化了铁、钙、维生素 B 族等营养素的面粉，在一些大型超市可以买到，是现在市面上为数不多的强化食品。强化面粉很重要的一个意义是补充维生素 B，国人目前约有八成的人群维生素 B_1、维生素 B_2 摄入不足，而在美国，仅仅 250g 强化面粉中的维生素 B_1、维生素 B_2 就可以满足一天需要。

★强化铁米粉

普通米粉是以大米为原料，经过浸泡、蒸煮、压条等工序做成的精米制品。强化铁米粉，顾名思义，就是在其中强化了铁，在给 4 个月以上婴儿（一般建议纯母乳喂养到 6 个月）提供丰富的碳水化合物的同时，还能补充其逐渐匮乏的铁储备。由于不易过敏，很多地方都将其作为婴儿的第一辅食而推荐。

> **实用贴士：**
>
> 1.目前的大米其实并不需要淘洗（当然前提是合格储存的），现在大米加工过程中已吹掉灰尘，淘洗容易洗掉米粒外层的维生素和矿物质。
>
> 2.经过发酵的食物一般来说营养价值都会增高，比如面食、酸奶等，面食发酵后不但增加了维生素 B_{12}，而且一些植酸被分解，许多矿物质的吸收率会增加。

---

1 木酚素：与人体雌激素十分相似的植物雌激素。

小顾说动物性食物

肉、蛋、奶和海产品这些"食材"，本身都来源于生物链的顶端，俗话说"物以稀为贵"，这些往往都是毋庸置疑的"好东西"。但是，随着农业的发展和人们物质生活水平的提高，太多人可以随心所欲地吃到这些食物。这时，"过量"就变得很容易了。目前，医学界主流观点认为：这类高蛋白的食物作为均衡饮食的一部分，一周 1kg 也就够了。

★鸡蛋

一个鸡蛋大约 90 卡路里，相当于 1/6 个汉堡的热量，其中的营养成分却极为丰富，尤其是蛋白质、硒、维生素 B_{12} 都有助于提高机体免疫力，叶黄素对眼睛也好。至于一个鸡蛋就含有 240mg 胆固醇这事也不用过分担心，鉴于鸡蛋的其他成分对健康的作用，人每天吃 1 个是利大于弊的。如果其他蛋白质来源丰富，每周吃 4 ~ 7 个鸡蛋较为理想。

★牛肉

牛肉富含蛋白质，不饱和脂肪酸，铁，维生素 B_1、B_2、B_6、B_{12}，对于体检发现血红蛋白偏低的人来说是一味极好的改善贫血的食材。不过那些味道极佳、"纹理出众"的牛排，由于饱和脂肪酸较多可能就不那么健康了。

★猪里脊

猪肉可谓最常见的肉类，被富有智慧的国人开发出了无数美味佳肴。然而，且不说肥美的五花肉、肋排饱和脂肪酸实在太多，哪怕是普通的猪肉也有 37% 的脂肪，而我们吃猪肉主要是为了获得蛋白质、铁等营养成分，因此脂肪不到 8% 的里脊似乎是个很好的选择。

★猪肝

缺铁性贫血吃大枣？ No！猪肝的铁含量接近鲜枣的 20 倍，吸收率也是鲜枣的 20 倍，显然高效得多啊！此外，对于有夜盲症或者皮肤干燥的人来说，吃一小块猪肝就可以满足对维生素 A 一周的需要，只可惜其重金属残留量比瘦肉高，没有营养缺乏风险的人还是尽量吃瘦肉吧。

★鸡胸肉

去骨、去皮的鸡胸肉中含有近 30% 的蛋白质，同时富含磷、钾，还是补充抗氧化物硒的良好来源，脂肪含量更是极低。尤其从实用角度来说，高蛋白、低脂肪的食材中，鸡胸肉算是便宜的，白水煮鸡胸肉或是鸡胸肉蘸辣酱都是减脂的好食品。

★带鱼

带鱼可谓最常见又美味的海鱼之一了，其蛋白质含量在 18% 左右、脂肪大约 5%，其中又以不饱和脂肪酸为主，对于降低胆固醇很有帮助，是一种理想的滋补食品。

★鳝鱼

很多人都知道鳝鱼是高蛋白食物，殊不知鳝鱼的脂肪更是极少，只有 1% 左右，很适合减肥的人食用。只不过，正因为脂肪太少，烹调过程中往往会使用大量的油、盐等佐料，需要警惕。

★虾仁

蛋白质含量在 15% 以上的食物基本都称得上是高蛋白食品（液体的话要求就更低了），鲜虾仁蛋白质含量约 20%，干制后更容易保存而且蛋白质可以达到 45%，冠绝其他常见食物。至于虾仁属于"发物"的说法，除非你每次吃鱼和虾都过敏，否则只要注意烹调卫生就无须担心。

★牡蛎

牡蛎是自然界中锌含量最丰富的食物之一。锌可以增强人体免疫力，对于男性生殖系统健康也很有帮助，还可以改善心情。但要注意卫生，以免产生微生物和重金属污染的问题。

★三文鱼

以三文鱼为代表的一些富含脂肪的鱼类可以说是 n−3 系多不饱和脂肪酸最完美的来源，有着抗感染、保护心脏、降低甘油三酯、改善大脑功能等功效。

★鲫鱼

鲫鱼本身蛋白质高达 17.1%，脂肪只有 2.7%，鲫鱼汤更是流传极广的滋补佳品。不过，这种白汤实际上是蛋白质包裹的脂肪液滴在光线折射下的效果，虽然易于吸收，适合虚弱患者，但对减肥人群可就不合适了。

小顾说豆类和坚果

★绿豆

绿豆的好处是富含膳食纤维，其中含量较高的蛋白质有助于平稳血糖，减少炎症反应，或许绿豆"清火"的说法也跟这有关。不过，豆类往往含有植物细胞凝集素，务必做熟，而且绿豆中的蛋白质是非优质蛋白，肾脏疾病、痛风患者最好别吃。

★红豆

红豆（红小豆、赤豆）含有 60% 左右的碳水化合物、20% 左右的蛋白质，是很常见的一种杂豆，同时具有独特的香气。建议在煮饭、煮粥时用红豆代替部分粳米，煮饭前应浸泡一段时间（建议提前泡水放冰箱过夜）。还有一种经常被叫作红豆的是红芸豆，一般常用来做豆沙馅。其种皮富含维生素、膳食纤维和多种抗氧化物，市面上的豆沙则常常去掉了种皮，甚至加了大量的糖，这就使得其营养价值大大降低。

★黑豆

黑豆比起红豆，花青素含量要多一些，其他类似。泡水时，有黑色晕开是天然色素的正常现象。

★豆浆

首先，豆浆补钙的效果很一般，只能说聊胜于无，喝牛奶、吃蔬菜更重要一些。其次，豆浆中的大豆异黄酮并没有过于神奇的效果，但也没什么不良作用，不用担心导致乳腺癌之类的风险。家里自己做豆浆应注意煮透。每天喝 800ml 以内的豆浆没有问题，是一种很健康的饮料。

★老豆腐

对于素食者来说，豆腐可是补充优质蛋白质的重点食物，其中的大豆异黄酮可以产生一定的雌激素效应（大剂量补充的时候，仅靠食物效果不明显）。

★巴旦木

仅仅一小把（28g）的巴旦木就可以满足一日 14% 的膳食纤维、50% 的维生素 E，以及 12% 的蛋白质需要量，而且不像鸡蛋那样含有胆固醇。美国 FDA 认可每天吃 43g 巴旦木，作为低脂饮食的一部分还有助于预防心血管系统疾病。

★核桃

核桃是坚果中 n-3 脂肪酸最多的，对大脑功能很有帮助。此外，核桃跟大部分坚果一样营养丰富，蛋白质、膳食纤维、钙、镁都很丰富。最好买带壳的核桃，在吃之前砸开，这样营养成分破坏得少一些。

小顾说蔬菜、水果

蔬菜

建议大伙儿每餐中的蔬菜和水果应占到总体积的一半。

《中国居民膳食指南》建议我国成年人每天吃蔬菜300～500g、水果200～350g。深色蔬菜（深绿色、深黄色、紫色、红色等颜色深的蔬菜）的营养价值一般优于浅色蔬菜，因此应占每日蔬菜总量的一半。

★ 番茄

从品种来说，不少菜肴都需要番茄提鲜，而小番茄单独吃也很不错。从加工方法来说，熟吃可以获取抗氧化能力超强的番茄红素，而生吃则有助于补充维生素C。相比于常见的水果，番茄的好处还在于含糖量只有2%～3%，更适合减肥人群。早餐三明治中可以用到番茄，单独吃也很不错。

★ 土豆

土豆富含膳食纤维、钾、维生素C、维生素 B_6，还有2%的蛋白质。由于其抗性淀粉高、饱腹感强，因此很多人提出吃土豆能减肥。如果你能接受水煮土豆泥的话，这方法也挺好。一个普通土豆大约370g，每100g有76kcal的热量，一个土豆的热量相当于半个汉堡，减肥的前提是替换掉相应的主食而且不加奶油。

★ 胡萝卜

从"类胡萝卜素"家族的名称上就可以看出胡萝卜的营养价值，需要提醒的是类胡萝卜素是脂溶性的。单纯生吃吸收率低，最好经过蒸煮、研磨，使细胞壁破碎增加吸收率，或者搭配一些肉类等高脂肪的食材、沙拉酱等。不建议烹调时倒太多的油，这样反而不健康。

★西蓝花

诸多食品营养排行榜都把西蓝花排在首位，西蓝花含有多种植物化合物，一些研究认为这些化合物与患前列腺癌、胃癌、乳腺癌的风险降低有关。西蓝花中的类黄酮物质还有助于降低患心血管系统疾病的风险，多种抗感染物质也有助于改善免疫系统，并且对眼睛很有好处。

★芦笋

尽管古代就有"芦笋"一词，但那指的是芦苇的嫩芽，真正的芦笋学名石刁柏，富含钾、叶酸、槲皮素，对于心血管系统很有益处。芦笋绝对称得上是高膳食纤维的食物，一碗熟芦笋可以提供高达 3.6g 的膳食纤维。

★苦瓜

苦瓜含糖量低，富含膳食纤维、维生素 A、维生素 C 等营养素，生吃苦瓜对于改善肠道菌群也有很大的帮助。

★萝卜

萝卜和胡萝卜就差一个字，但实际差别很大，胡萝卜是伞形科，萝卜是十字花科。萝卜有樱桃萝卜、红萝卜、青萝卜、白萝卜、心里美萝卜……由于含糖量少，热量也就低得多，500g 也才 100kcal，却能完全满足人们一天对维生素 C 的需要。

★菠菜

菠菜的热量很低，一大盆才抵得上一份薯条，而且富含多种维生素。比如它可以作为维生素 K 的良好来源，对维护骨骼健康、凝血机制很有帮助。菠菜中的 β - 胡萝卜素有助于改善视功能。这里要提醒的是，菠菜根部含铁量更为丰富。

★芹菜

很多人一提到膳食纤维就想到芹菜，芹菜的纤维比例确实很高，对于缓解部分便秘有帮助，芹菜中的芹菜素还有降低血压的效果。这里要提醒的是，芹菜是常见食材中感光物质含量最高的，芹菜汁液溅在皮肤上最好及时清洗。

★生菜

生菜、莜麦菜还有莴笋其实是"一家人"，同属于莴苣这个物种，由于成分较为温和往往适合生吃，也就能保留更多的维生素。不过，考虑到农药残留的问题，食用前务必用流水冲洗、揉搓 30 秒以上。

★芥蓝

芥蓝是典型的绿叶蔬菜，含钙量非常丰富，500g 能有接近 600mg 的钙，对于维护骨骼健康很有益。还含有镁、磷、钾以及维生素 C 和维生素 K，适合大量运动的人缓解运动疲劳和损伤。

★茄子

凡是看到颜色深的蔬菜一定要多吃几口，因为其中往往富含抗氧化效果极强的花青素，茄子也不例外。而且，茄子的热量还很低。一碗茄子只有 35kcal 的热量，却能提供 2.5g 的膳食纤维。同时，富含钾和维生素 B_3，想减肥的人应当重视茄子。

★紫甘蓝

紫甘蓝是典型的深色蔬菜，除了维生素 C 外还富含吲哚素、异硫氰酸盐等植物化合物，对于预防心血管系统疾病很有意义。紫甘蓝可以生吃，那样可以保留更多的营养成分。

★山药

100g 山药中含有 4g 的膳食纤维，其中的维生素 B_6 可以满足一个人一天 15% 的需要量。山药还是一种富含维生素 C 的主食（17mg/100g），对于补充精力、抗疲劳很有意义。山药中的多糖成分也有诸多保健功效。

★南瓜

别看南瓜脸挺大，好歹人家也是瓜类，也是富含维生素 C 的！晚餐吃一块烤南瓜还可以提供丰富的 β-胡萝卜素，钠的含量也很低。

★黄瓜

黄瓜是低糖果蔬，由于常见，所以被人编排在了无数食物相克的流言中。其实大可不必在意，常见的果蔬在正常食用量下搭配即可。不过还是要提醒一下，黄瓜切片在空气中暴露半个小时后，维生素 C 就会损失殆尽。

★大蒜

大蒜有助于降低胆固醇和甘油三酯，蒜素因为有抗凝血的作用，有助于预防中风等心血管系统疾病。食用刚刚捣碎的生蒜效果最好。

★魔芋

比较常见的是魔芋精粉，其中膳食纤维占了 74.4%。这是什么概念呢？目前，每日 30g 膳食纤维的推荐量多数人都有 10g 左右的缺口，来一勺天然的魔芋精粉就够了。

★蘑菇

蘑菇的种类很多，其共同特点主要是相对于其他植物性食物维生素 B 含量较高，且同样重量下的膳食纤维、钾较为丰富，经过日晒的蘑菇还含有一定的维生素 D。

实用贴士：

蔬菜在择菜的时候应当尽量保留营养成分最多的菜叶，如果觉得口感不好，可以把这部分菜叶切碎煮汤。

水果

不要用加工的水果制品替代新鲜水果。

吃水果最好是在运动后、两餐之间或睡前两小时。

糖尿病患者若血糖稳定，可以在两餐间摄入 200g 以下的低糖类水果。

对多数水果而言的食用禁忌：

问 1：有种说法是晚上不宜吃水果，因为糖分不宜代谢，而水分较大的水果更容易造成浮肿，这种说法是否成立？如果说不宜晚上吃，那么具体是指什么时段，为什么？

答：具体得看个人自身的代谢情况，对于肾脏功能正常的人来说问题不大。考虑到补充水分也是比较重要的一点，最好是自我控制在既不会一觉醒来觉得嗓子干涩，又不至于半夜就想上厕所的状态。害怕脸肿可以通过抬高枕头来解决。

问 2：对于不宜空腹吃水果的观点，具体怎样算空腹？会造成什么后果？是否所有水果都不宜饭前空腹食用？

答：医学上所说的空腹指的是胃完全排空的情况，在日常生活中，除了早餐前以外其他时间都不能算是空腹。不过，"不宜空腹吃水果的观点"中的"空腹"一般是指腹中食物比较少或是比较饥饿的情况，此时不宜大量吃一些容易造成消化不良甚至体内电解质紊乱的食物。一般来说，饭前空腹食用水果在 100g 以内不会出现什么问题，但生柿子、黑枣、山楂这类含鞣酸较多的水果不宜在此时食用。

问 3：如果不宜饭后立即吃水果这个观点成立，那么应在饭后多长时间吃？如果饭后马上吃（如正常的餐厅都会在饭后送上水果），会造成什么后果？

答：主要还是一个量的问题，毕竟胃的容量是有限的。一般人不会吃得不舒服了还故意吃撑，正常餐厅送上的水果分到在座的每个人，其实那个量并不会有多大的问题。一般在饭后 1 ~ 2 个小时吃比较合适。

问 4：水果的寒热属性，在美容方面有没有效果体现？

答：还是得长期食用才有效……严谨点来说，不会提这个概念。

问 5：如果平时服用维生素类营养补充剂，是否水果的食用量要减少，以防止某种元素摄取过多？

答：不需要。一般水果中的维生素含量相对于补充剂来说算是很少的，而且以水溶性维生素为主，大多比较安全。如果吃含糖高的水果量比较大，为了预防"上火"，可以增加维生素 B_1、维生素 B_2 的补充。

问 6：对于女性来说，有没有什么区别于男士的食用水果的禁忌或方法？

答：含鞣酸、植酸比较多的食物由于会影响铁的吸收，本身有缺铁性贫血的女性在月经期最好少吃，比如黑枣、柿子等。

问 7：对于美容有着特殊意义的水果都真的有效果吗？还是在特定情况下才有效？

答：VC 美白类的有柠檬、猕猴桃。确实富含维生素 C，对美白有一定促进作用，但至于祛斑啥的就别指望了，吹得太神奇了。

抗氧化类：葡萄、蓝莓。对抗自由基氧化等有一定效果。葡萄独特的抗氧化物质主要是在葡萄籽和皮中，所以还是红酒溶出的多一些。

排水肿类的有香蕉、苹果。只要是能利尿、补钾的水果都有一定作用。

问 8：每种水果的科学日摄取量是多少？

答：生重 200～400g，含糖多的适当少吃。

问 9：以科学的日摄取量食用的话，可以一年四季天天吃吗？

答：确实是可以的。不能以水果代替蔬菜，每天蔬菜还应当吃 300～500g（生重）。

各类水果详述：

★蓝莓

蓝莓是抗氧化物质极其丰富的食物。在一种叫作 ORAC 的食物抗氧化能力评分中，蓝莓名列前茅。蓝莓的花青素等多种天然植物化合物有助于改善大脑和视觉神经的功能，甚至可预防视网膜黄斑变性。

★葡萄

葡萄籽和葡萄皮中含有大量的抗氧化成分，不过我们就算不吐葡萄皮也吸收不到，所以就别惦记了。葡萄突出的优点是它的钾和酚类物质非常丰富，哪怕是吃葡萄干对降低血压也有一定益处，缺点则是糖分不少。

★葡萄籽

葡萄籽含有大量多酚等抗氧化成分，抗氧化成分在对抗阿尔茨海默病等方面有一定益处，但是有大量高质量的临床研究发现，服用抗氧化补充剂（注意，并非天然食物而是补充剂）反而会增加一些癌症的死亡率。因此，我个人并不建议服用葡萄籽提取物（葡萄籽精华）。

★香蕉

香蕉很容易买到，其最大的卖点是钾和可溶性膳食纤维含量高。钾对于心功能有益，可溶性膳食纤维对于降低胆固醇也很有帮助，香蕉可以作为一种很好的运动食物。需要提醒的是注意糖分，但只要不是过熟的香蕉，血糖反应并不太强烈。

★菠萝

菠萝含丰富的维生素 C 和极多的锰。锰在维持皮肤、骨骼和软骨生长，保证葡萄糖代谢上很有意义。在吃菠萝之前蘸一点儿盐水，可以抑制菠萝蛋白酶的活性。菠萝茎中的膳食纤维较为丰富，不要浪费。

★苹果

苹果真正的优势在于：①富含果胶等膳食纤维，饱腹感强，适合减肥人群；②糖分不算高，血糖控制平稳的部分糖尿病患者也可以吃；③富含类黄酮等抗氧化物质；④相比于加工食品富钾低钠，有利于心血管系统健康；⑤一年四季都买得到，国人苹果过敏的很少，大多数人都可以吃。

★橙子

一杯 248g 的橙汁可以 200% 地满足一个人一天对维生素 C 的需要，而且其中约有 500mg 的钾。对于吃了太多加工食品导致钠摄入过量的人来说，低钠高钾饮食更有利于心脏健康。橙子就更好了，还可以获得更多的膳食纤维。

★枣

每 100g 大枣足有 69mg 维生素 C（正常人一天 100mg 足够了），哪怕是晒成干枣，维生素 C 大量损失后也比苹果所含的量要高，而且铁的含量也较多数蔬果丰富，对于女性很有益。只不过，干枣里 3/4 是糖分，热量也不低，适合作为调味品。至于已经患有缺铁性贫血的人群，与其大量吃枣，不如优先保证全血制品、瘦肉的摄入，这些食物中铁的吸收率远高于枣。

★芒果

一个大一点儿的芒果大约 400g，其中含丰富的 β- 胡萝卜素，味道也非常甜美。

★ 榴莲

榴莲含糖量的比例那可真的和蒸米饭差不多，而且它会导致血糖快速升高，这对健康很不利。当然了，榴莲中的维生素 C、维生素 B_1、维生素 B_6 和膳食纤维倒也比较丰富。

★ 柿子

注意要吃熟柿子，柿子含鞣酸较多，胃肠道功能较差的人和老年人，一次不要吃太多。女性经期尽量不要吃。

★ 火龙果

火龙果含糖量在热带水果中不算高，也含有较多的水溶性维生素，但糖尿病患者也别指望吃它能降糖。

★ 草莓

一杯草莓（144g）的热量大约是 43kcal，蛋白质和脂肪都不到 1g，固体物质主要是糖，差不多 10g。膳食纤维含量也不低，一杯草莓含 3.3g，可以满足一个人一天 1/10 的膳食纤维需求。82mg 的维生素 C 也完全能让你远离维生素 C 缺乏的困扰。

★ 西瓜

你了解西瓜吗？		
概述	葫芦科西瓜属一年生草本植物 我国是世界上第一大西瓜生产国	
营养		西瓜生长时，营养主要从瓜蒂输入，瓜瓤营养浓度高
	热量	能量密度约为米饭的1/3
	糖	较甜的西瓜含糖约8g/100g 果糖、葡萄糖和蔗糖含量之比是5∶3∶1 含糖多，应该限制摄入量
	维生素C	3.82mg/100g 必需营养素，促进胶原蛋白合成 黄瓤比红瓤多近一倍
	番茄红素	4.87mg/100g 抗氧化、防癌
	瓜氨酸	223mg/100g 提高性能力，保护心血管 中间部位高于近皮部

待验证	瓜皮	翠衣 中医：消暑解热
	瓜子	中医：清肺润肠
	瓜霜	加硼砂等 中医：清热解毒，消肿止痛
建议	切法	先将西瓜剖半，再按不同角度把果肉斜切 小块分食，及时保存，不易溢汁
	保存	放冰箱12小时内吃完 切除暴露的1cm
	吃法	两餐之间，运动后 每次200~400g

小顾说奶制品

建议成人每天饮用相当于 300 ～ 500g 牛奶的乳制品。

在选购牛奶时，大家常被以下几个问题困扰：

★全脂？脱脂？

如果是肥胖、有心血管系统疾病的成年人，建议选择低脂或脱脂奶，一般幼儿、儿童、普通人群喝全脂奶即可。全脂奶相对于低脂、脱脂奶会有 3% 的脂肪，这部分脂肪以饱和脂肪酸为主，但是有大量研究认为乳制品中的脂肪可能由于以中长链为主等原因，并不会给身体带来很大的负担。考虑到全脂乳中含有脂溶性维生素 A、维生素 D，因此多数人群选择全脂奶即可。

★巴氏杀菌？ UHT？

一般袋装保质期只有 3 ～ 4 天、盒装保质期不到 7 天的巴氏杀菌奶的优点就是杀菌温度较低，杀灭绝大多数对人体有害微生物的同时尽可能保留了牛奶的营养。这些奶是可以直接喝的，煮沸的话，牛奶中的水溶性维生素会损失，也失去了巴氏杀菌的意义。还有一种就是超高温瞬时杀菌（UHT）牛奶，保质期常在一个月以上，甚至达到半年。考虑到我们喝奶主要是为了摄入钙和蛋白质，这二者在煮沸或者超高温瞬时杀菌后的营养价值基本不变，因此超高温瞬时杀菌奶的营养价值也不会低很多。

★喝奶拉肚子？

缓解乳糖不耐受（喝奶腹泻、肛门排气等症状），可靠的方法有喝酸奶、低乳糖牛奶，少量（200ml）多次饮用，佐餐，加乳糖酶。有些人说不断奶就不会得乳糖不耐症，其实不一定，不断奶只是一直在锻炼肠道的耐受能力，乳糖酶缺乏是随着年龄不可逆下降的。另外，肠道容易受到激惹的人也应小心咖啡因、辣椒等成分的刺激。牛奶加热也不能分解乳糖。

奶制品主要有以下几种：

★酸奶

一般认为酸奶的营养价值高于纯牛奶：首先是乳酸菌把乳糖消耗了，缺乏乳糖酶的人就不至于再出现腹泻、胀气的现象了；其次是益生菌可以帮助消化、维护肠道健康。不过要记得选择糖分少一些的。

★牛奶 / 羊奶 / 水牛奶 / 骆驼奶

对于一般人来说，牛奶的性价比还是最高的。与牛奶相比，羊奶缺乏维生素 B_{12} 和叶酸（仅为牛奶的 1/5）。固体物比例：牛奶 ≈ 羊奶 < 骆驼奶 < 水牛奶。蛋白质：牛奶 < 骆驼奶 < 水牛奶。脂肪：牛奶 < 水牛奶。胆固醇：水牛奶 < 羊奶 < 牛奶。钙：牛奶 ≈ 羊奶 < 骆驼奶 ≈ 水牛奶。

★乳酸菌饮料

市场上乳酸菌饮料的蛋白质和钙的含量都大大低于酸奶，而且往往会加入数量可观的糖。有些人希望通过这类食物改善慢性便秘，其实多吃富含膳食纤维的食物（比如蔬菜、菌藻）、多运动、多喝水才是最重要的。也可以考虑喝益生菌酸奶或益生菌制剂，改善肠道微生态健康，上厕所时一心一意，不玩手机；排便时尽量放松；少吃零食、油炸食品和刺激性食物；不要大量喝咖啡和茶；避免滥用抗生素。

★婴儿配方奶粉

6 个月以内的婴儿应选择母乳或配方奶（牛奶、羊奶的配方奶都可以），普通羊奶和牛奶都不能代替母乳，且羊奶也有过敏源。对于配方奶中的酪蛋白、乳清蛋白比例，"国家标准"中是有标准的，无须担心。羊奶本身脂肪颗粒确实更小，但是奶粉中的脂肪一般来自植物油，且经过混匀、均质、干燥等工艺，脂肪颗粒已经很小了，因此不用担心婴儿配方奶粉的脂肪吸收情况。羊奶和牛奶中的蛋白质都比较容易引起部分人群过敏（整体来说，发病率并不高，如果没有过敏的症状就不用在意），对牛奶蛋白过敏的婴儿应食用深度水解蛋白配方奶。

小顾说食用油

如果你只求省事，记得买橄榄油就可以了，注意不要用来煎炸食物（本来就不推荐这种烹调方法），用橄榄油炒菜还是可以的。

谈植物油主要有两个方面：一个是总量，一个是种类。先说总量，《中国居民膳食指南》中建议的是每日 25 ~ 30g 的食用油，也就是两三个白瓷勺的量，这也就意味着没有做油炸食品的"配额"了。如果你真的能做到这个比例显然是极好的。但是，从许多调查结果来看，不少人每日食油都在 40g 以上，因此除了限油、少在外就餐外，根据情况选择什么种类也很重要。

猪油、鸭油、奶油相对于植物油含饱和脂肪酸和胆固醇较多，对于现在患高血脂、脂肪肝的人来说可谓火上浇油，不建议选择。如果你是用来煎、炸的话，这时候应当选择饱和脂肪酸多的油脂，因为这样更为稳定，不容易氧化。简单的选择是可以用棕榈油。如果条件更好一些的，也可以考虑椰子油、中长链脂肪酸食用油。近年来，一些研究开始为饱和脂肪酸翻案，认为其负面影响并不太大。但要注意那是在膳食热量控制下，与少摄入饱和脂肪酸而摄入精制碳水化合物的人群比（说直白一点就是吃肥肉比喝可乐健康）。如果你饿不着，又有条件保证每天吃粗粮和以不饱和脂肪酸为主的天然食物，那饱和脂肪酸还是控制一下吧。

植物油的选择：

★棕榈油

棕榈油在常见植物油中最不容易被氧化，因此可以用来高温煎、炸，但是煎炸这种烹调方法本身就不被推荐。

★大豆油

非常常见的食用油，其中以亚油酸为主，脂肪酸结构还是挺健康的，而且转基因大豆油也很便宜，属于物美价廉型。但是，亚油酸尤其亚麻酸不适合高温，煎、炒、烹、炸都会使其氧化聚合，产生对身体有害的物质，因此大豆油只适合用来烧菜、炖菜。

★花生油

花生油对油温要求并不苛刻，一般炒菜都可以用，味道也比较好，但是考虑到国人的饮食结构，花生油的脂肪酸结构就谈不上多健康了。建议选择市售的压榨工艺花生油，不推荐自己榨油。如果实在喜欢自己榨的话，一定要选择新鲜、卫生的花生，减少强致癌物黄曲霉毒素的污染。

★葵花籽油

葵花籽油的特点是风味突出，其中的亚油酸含量可达 60%，亚油酸属于 n-6 系多不饱和脂肪酸。考虑到国人的饮食结构、脂肪酸平衡，有摄入过多之虞。

★玉米油

玉米油的特点是多不饱和脂肪酸和维生素 E 较多，如果是玉米胚芽油，可能还有较多的植物甾醇等有助于降血脂的成分。但要注意的是玉米油不太耐热，做沙拉酱或者色拉油比较适合，而且它的亚油酸含量也很高。

★芝麻油

芝麻油也就是香油了，保留了芝麻中的大量脂溶性营养素。除此之外，脂肪酸结构与花生油类似。

★核桃油

富含不饱和脂肪酸，且相对于其他植物油 n−6 与 n−3 系脂肪酸结构比较合理，用来做凉拌菜还是很不错的。但要注意其中 α−亚麻酸转化为 DHA 的效率很低，婴幼儿辅食中添加核桃油的效果不如母乳或鱼油。

★茶籽油

茶籽油与橄榄油的成分类似，甚至单不饱和脂肪酸还略多一些，由于以国产为主，也比较物美价廉。

★橄榄油

橄榄油是目前营养学界所推崇的地中海饮食模式的重要内容，其富含单不饱和脂肪酸。作为烹调油，有助于平衡整体膳食脂肪酸比例，减少炎症。另外，再好的油也得限量。

在一些西欧古画和埃及金字塔的壁画上，常常见到怀抱陶罐、身材婀娜的美女。据说，陶罐中盛放的就是有着"液体黄金"之称的橄榄油。20 世纪，很多医学家发现地中海地区的人虽然每天脂肪摄入量都超标了，但心血管系统疾病的发病率却明显较低，这似乎不符合营养学的原理。经过仔细研究，发现原来是整体饮食结构差异产生的作用，而这其中，橄榄油的使用就是一个重要环节。

说到橄榄油，很多人心头可能有一些模模糊糊的印象：好像有不同的级别，不知道有什么区别；不就是一种油嘛，和其他植物油没什么差别；很金贵，不能用来炒菜……其实恰恰相反，橄榄油的特点总结起来就是三个字：纯、单、稳。

之所以要分出不同的级别，就是为了保证橄榄油的天然和纯粹。橄榄油是将采摘到的橄榄果经过筛选、清洗，赶在橄榄果自身发酵前迅速进行碾压，不断搅拌成糊状，并从中分离出大滴的橄榄油，进而进行质检和分装。其产品市面上最常见的有特级初榨橄榄油、精炼橄榄油、橄榄果渣油这三种（根据国标和国际橄榄理事会的规定，还有其他分级）。特级初榨橄榄油富含多种营养成分，风味独特；精炼橄榄油经过了食用油的特殊工艺提纯，更适宜高温烹调；橄榄果渣油则是橄榄果渣再加工后得到的油。

很多人都知道植物油比动物油健康，却不知道橄榄油与其他常见植物油的差别也很大。橄榄油是常见食用油中唯一富含单不饱和脂肪酸的。

"油"绝大部分都是由各种脂肪酸和脂类成分组成，前文讲过，脂肪酸可以分为饱和脂肪酸、单不饱和脂肪酸和多不饱和脂肪酸。饱和脂肪酸容易升高血脂，增加患心血管系统疾病的风险。n-3系多不饱和脂肪酸，每天适量直接服用（5g以内）对健康利大于弊，但作为烹调油却容易在高温下被氧化产生有害物质。因此，单不饱和脂肪酸就成了香饽饽儿，因为它比富含多不饱和脂肪酸的都要稳定，所以橄榄油完全可以用来炒菜。

小顾说饮品和零食

要不要吃零食？

营养上的最高境界是均衡营养，就是各种营养成分都应当按照一定的比例摄取以满足健康需要。因此，完美的早餐除满足一天30%的能量需要外，蛋白质、脂肪、碳水化合物提供能量的比例应该适当，还应该有丰富的维生素、矿物质……所以，除了常见的主食、牛奶、鸡蛋组合，肉类、蔬菜、水果、坚果最好也有一些。不得不吃零食的话，办公室里准备一些可即食的燕麦、超高温瞬时杀菌保质期较长的牛奶，每天带一个苹果，桌上放一罐巴旦木。

什么时候吃？

我们一般建议少食多餐，一天5餐对于控制血糖、保护肠胃都比较有益，上午、下午、睡前都可以吃一些零食。至于吃什么，跟正餐以及生活状态有关。一般早餐可以稍多一些脂肪，比如牛肉干、坚果等，这样可以延缓胃排空时间，保持较长时间的能量供应以应对工作。有的人晚上常常有聚餐或者吃得很晚，下午的时候吃一点富含碳水化合物的食物，如水果、全麦面包，这样既可以避免晚餐吃得太晚引发低血糖，又能够让你在晚餐时少吃点儿以免在外就餐摄入太多的油、盐。晚上，如果锻炼累了可以喝点儿酸奶、脱脂牛奶。

吃什么能保护肠胃？

要想保护肠胃，首先要改进饮食习惯，比如少食多餐，别吃过于刺激的食物，高脂肪、高糖分、咖啡等都容易刺激胃酸分泌。预包装加工食品中，我个人比较推荐烤馍，其中的糊化层可以中和胃酸，起到保护胃黏膜的作用。当然了，它的营养价值也不算高，其中脂肪也不少，约有20%，但比起市场上的一些饼干、蛋糕还算是少的。另外，记得选择不咸的烤馍。

具体选什么零食？

一般含糖较多的零食（水果、巧克力等）都是在运动之后或者两餐之间吃比较好，我个人觉得最健康、方便的零食应该是水果。只要是天然水果都不错，每天 200 ～ 350g 比较合适。当然，如果你运动量少的话，最好选择一些低糖水果，比如苹果、柚子、草莓等。

坚果类我最推荐的是巴旦木，每天吃一小把 20 多颗比较合适，建议在早上或者上午吃。其富含膳食纤维（一小把和一盘黑木耳差不多）以及蛋白质和脂肪，有较强的饱腹感。黑巧克力的话，记得选择可可含量在 70% 以上的黑巧克力，至少配料表中糖不应在前两位，每次十几克即可。其中，抗氧化的黄酮类物质对于心血管系统很有意义，比较适合在下午茶时食用。当然，吃黑芝麻也不错，就是麻烦很多，饿了吃一小包即可，睡前吃还有助于睡眠，只不过比较健康的无糖型常常味道也不太好。

每天喝什么？

白开水是最符合人体需要的饮用水。

早晨起床后，可空腹喝一杯水（不推荐淡盐水或者蜂蜜水）。一天中，饮水应该少量多次，每次 200ml 左右（1 杯）。在温和气候条件下生活的轻体力活动的成年人，每日最少饮水 1200ml（约 6 杯）。个人建议男性可以喝到 3L，女性可以喝到 2L。当然，如果你牛奶、汤水喝得多可以酌情减少。很多人担心喝这么多水会给身体增加负担，其实除了大量运动脱水后短时间内补充过多水分，正常人极少见水中毒，何况正常人的肾脏一个小时能处理 0.7L 水。

当身体由于各种因素缺水导致体液中晶体渗透压升高时，感受器就会将信息报告神经中枢并产生渴感。这种因晶体渗透压升高而产生的渴感非常灵敏，晶体渗透压提高 2% ～ 3% 时，口渴感就会比较明显，这也是渴感产生的最常见原因。很显然，纯水是解渴最好的饮料。中国营养学会建议每天应至少保证 1200ml 的饮水，最流行的说法是分 8 次饮用。

其他流行饮品：

★ 胶原蛋白类功能饮品

这类饮料主要是含有三肽类的胶原蛋白，比起其他动物性食物来源的胶原蛋白确实好吸收，而且比起一般胶原蛋白多的天然食物也不会同时摄入过多的脂肪。但问题在于吸收胶原蛋白不等于合成胶原蛋白，鸡蛋中的蛋白质比一瓶胶原蛋白饮料要有价值得多。

★ 柠檬水

柠檬中含有丰富的维生素 C 和有机酸，对于有胃溃疡的患者不太适合，但是在餐前饮用会有助于促进消化液的分泌。如果平时饮用，建议以淡为原则，这样既可以品尝到天然的美味，又不至于由于太酸而不得不加太多的糖。如果不加糖的话，柠檬水的热量几乎可以忽略不计。

★ 可乐

可乐可以说是最畅销的饮料了，但是其中的糖、磷酸、苯甲酸钠、阿斯巴甜（零度可乐）等多年来也广受诟病。可乐最大的问题还是其中接近 11% 的糖分，因此如果真心喜欢可乐的味道还是选择无糖型的更好。当然，甜味剂也有动物试验显示同样会增加肥胖的风险，最好还是不喝。还有一种方法，就是在你血糖低的情况下喝可乐。普通可乐所用的果葡糖浆可以分解为葡萄糖和果糖，其中果糖可以高效地补充肝糖原。如果实在喜欢喝可乐，那就跑步半个小时后用来奖励自己吧。

★ 果汁

很多人都觉得果汁是很有营养的东西，对比碳酸饮料，天然果汁确实较为健康。但对比水果的话，由于制作果汁的过程不但导致营养成分流失，纤维成分也很难吃到，最终的结果就是一天只能吃一个苹果的人能短时间内喝下三个苹果榨出的汁，糖分也很容易超标。果汁比较适合早餐时间紧张的时候饮用，可以在不方便吃蔬菜、水果的时候及时补充维生素 C。

★ 咖啡

咖啡富含黄酮类的抗氧化物质，每天适量饮用咖啡可以降低患多种慢性疾病的风险，但其中的咖啡因会使人变得兴奋。考虑到咖啡因的代谢时间，不建议大家在下午 4 点以后饮用。另外，心脏、胃肠敏感的人群也不建议喝咖啡。有研究证明，运动前 40 分钟喝咖啡，咖啡因会把脂肪酸动员到血液中去，让你在运动时，更容易燃烧脂肪。但如果刚喝了咖啡就运动，或者一边运动一边喝咖啡，咖啡因来不及发挥上述积极作用，反而会妨碍血管扩张，心肌血流就会减少，使你在运动中无法得到足够的能量。

★ 茶

茶其实分为很多种，不同发酵工艺的茶叶中茶多酚的含量也有差别。国人比较习惯喝的清茶，不会像摩卡、可乐、柠檬水那样含有更多的糖分，因此还是推荐饮用的。按照多数人习惯的剂量泡出的茶叶，咖啡因的浓度在 100mg/500g 左右，因此同样不建议在睡前饮用。茶一般偏碱性，饭后饮用既可以去腻化食，又有利于保护牙齿。

★牛奶

牛奶含有 3% 的优质蛋白质，其中 80% 为酪蛋白，其余为乳清蛋白等，然而其最大的营养价值还是 100mg/100g 的钙。一次饮用 250ml 的全脂奶可以提供相当于一日所需 1/7 的蛋白质、1/3 的钙、1/4 的维生素 D（如果是脱脂奶，钙和蛋白质依旧，脂溶性维生素 D 和维生素 A 就没有了）。在中国，卫计委推荐的《中国居民膳食指南》中建议每天饮奶 300g，有条件的喝到 500g。美国农业部推荐的《美国居民膳食指南》中建议每天三杯奶（大约 700g）。哈佛大学公共卫生学院建议每天限制奶制品一到两杯，同时服用补充剂。不管怎样，权威机构建议的饮食模式中，牛奶都在一杯以上，这是因为牛奶是获得钙质最方便的途径。然而，决定牛奶适宜饮用时间最关键的是其中 4.5% 的乳糖。对于大多数国人来说，空腹大量饮奶很容易出现乳糖不耐受的症状，而佐餐饮用可以使得胃排空时间减缓，给人体更多的缓冲时间，就不会出问题了。所以，最好的饮用时间是随餐饮用，也可以加水稀释后当作运动饮料，其中的蛋白质和钙有助于肌肉的合成。

★红葡萄酒

红酒被赋予了诸多健康益处，但无论怎样，它毕竟含有较多的酒精，因此对于儿童以及消化、内分泌系统有问题的人是不建议饮用的。酒精也有加快血液循环等作用，健康人少量饮用（男性 25g，女性 15g 以内）有助于降低心脑血管系统疾病的发病率。很多人习惯睡前饮酒，刺激血管舒张有助于睡眠，再就是佐餐，有助于减缓酒精被胃吸收的速度。

★啤酒

酒精方面和红酒类似，一次一罐或者半瓶多的样子也就够了。常常有人说吃海鲜时喝啤酒容易引发痛风，其实这种代谢性疾病本来就不应喝酒了。除了因为海鲜高蛋白、高嘌呤以外，啤酒本身属于发酵制品，其中就有不少的嘌呤，而且热量也不低。喝啤酒最需要注意的是不要空腹喝，二氧化碳的作用使得酒精很容易被吸收。

★乳酸菌饮料

首先是要会区别酸奶和乳酸菌饮料，最简单的方法就是饮料中必然是水的含量在第一位，其次注意菌种是不是可以在肠道内定植的具有活性的有效的益生菌。最后是注意其浓度，最好做一下横向对比。需要饭后服用。

★蜂蜜水

蜂蜜的主要成分是葡萄糖和果糖，葡萄糖有安神的作用，果糖可以在肝脏内快速代谢、补充糖原、提高运动耐力。有些人喜欢晨起喝一杯蜂蜜水帮助排便，其实也是果糖作用于肠道的结果。

★枸杞泡水喝

枸杞素有"红宝"之称，那一点纯粹无瑕的鲜红被传统医学赋予了诸多神圣的意义。从现代科学来讲，天然食物颜色越是鲜艳，越是富含天然色素。绝大多数天然色素都是具有抗氧化作用的，都对身体有益。以枸杞的红色为例，那主要是β-胡萝卜素在发挥作用，而β-胡萝卜素作为维生素A的前体，能预防维生素A的不足，非常适合熬夜族。枸杞还含有一些阿托品类的物质，可以当作天然的"兴奋剂"。

除了胡萝卜素，枸杞中的多糖类物质也很"珍贵"。多糖类物质可以降血压、降血糖、调节机体免疫，甚至是减轻辐射损伤（这里指的是电离辐射，正常使用家用电器的电磁辐射对人体无害）。

知道了枸杞的营养价值之后，怎么吃枸杞就成了一个问题。要说最方便、最简单的还是泡枸杞水，不过这里也有几个窍门，首先，提醒大家，泡枸杞之后真正有营养的是固体物而不是水。其次，热水泡枸杞的优点是可以短时间将枸杞泡开，并且起到一定的杀菌作用，但缺点也很明显，就是很容易使得枸杞变色。前面说过，枸杞的颜色是由天然色素形成的，变色也就意味着色素成分的破坏、营养价值的降低，因此保护那亮丽的红色也很重要。枸杞的红色素在碱性环境或者受到氧化都会被破坏，最简单的方法就是在水里放一片维生素C片，维生素C又称"抗坏血酸"，既可以调节酸度，又可以防止氧化。

最后来说说吃枸杞的风险。很多人都说吃枸杞会"上火"，这得因人而异。对于健康人来说，每天坚持吃20g左右的枸杞是不会有危害的。

总之，枸杞是一种很健康的食物，每天给自己泡杯枸杞茶吧。

你会喝果汁吗？

果汁是水果的初加工制品，对果汁的喜爱深深地根植于我们的基因中。可果汁该不该喝、喝哪种、怎么喝，你又是否清楚呢？

分析果汁就先得从其原材料水果说起，水果的特点是能量密度低，富含水溶性维生素、矿物质、膳食纤维，以及多种植物化合物，因此在均衡饮食结构中占有重要一席。

按照《中国居民膳食指南》的建议，每天应吃水果200～350g，营养成分与其接近的蔬菜则应吃300～500g，也就是大约500g的蔬菜和250g的水果。当然，有条件吃水果的话也就没必要喝果汁了。2013年，发表在《英国医学杂志》的一项研究也证实了这一点，该研究发现食用蓝莓、葡萄、葡萄干、苹果、梨、香蕉及柚子能降低患2型糖尿病的风险，然而喝果汁却会增加患2型糖尿病的风险。

只吃水果和蔬菜确实有一些好处：①能量低，能减重；②低脂高纤的成分有助于降血脂；③维生素、矿物质丰富，符合"清肠"和"健康"想象。

可是缺点也很突出：①蛋白质摄入不足，肌肉分解，对肾脏、心脏产生永久性损伤；②肌肉等瘦体组织减少，人体每日的基础代谢减缓，因此更容易反弹；③水果和蔬菜汁中的糖、膳食纤维过多对血管、胃肠不利。具体到减肥的作用，由于果汁中都是精制糖，很容易升高血糖并在胰岛素的作用下合成脂肪。

2013年10月，发表在《国际肥胖杂志》上的研究显示：在4年的时间里，每天多喝一杯果汁，体重平均会增加0.22kg；对比喝咖啡体重减少0.14kg、喝茶体重减少0.03kg，以及对体重没有明显影响的低脂或全脂牛奶，果汁很显然不是个好选择，甚至用水来替代含糖饮料和果汁每4年体重也可以降低0.49kg和0.35kg。

当然，再怎样果汁也不是魔鬼。在如今繁忙的都市社会，人们常常没有精力保证丰富的蔬菜和水果的摄入，此时喝一些水果和蔬菜汁相比于其他饮料还是一种相对健康的选择。从营养上来说，果汁无非是水果去除果渣后的液体成分，其中富含糖分、维生素C、钾等营养物质。如果你本身没有代谢性疾病，正好处于饥肠辘辘的低血糖状态，又没有条件吃到新鲜的蔬菜和水果，果汁此时便可成为补充能量、唤醒活力的健康饮品，一些进行了强化的果汁还可能是你补钙、补钾的重要食物。

不过要注意，你可别把"果汁饮料"和"果味饮料"当成果汁。这两者其实是用水、糖、多种添加剂勾兑出的营养价值极低的享乐饮品。

最后提醒您，如果担心果汁糖分过多，不妨兑入一半的水。再有就是果汁中的酸性物质会腐蚀牙齿表面的牙釉质，最好使用吸管，减少果汁和牙齿的直接接触。

常见的几样小零食的选购注意事项

★黑巧克力

可可作为一种坚果，富含类黄酮抗氧化物质，可可脂虽然是饱和脂肪酸，但对心血管系统的影响很小，因此黑巧克力整体而言是一种健康食品。选购时，注意挑选可可脂含量较多的（或黄烷醇含量高的），配料表前两位不能是糖。

★全麦饼干

饼干往往含有 20% 以上的油脂，钠也不少，算不上多健康的主食。但对于赶时间的人来说，全麦饼干可以说是饼干一族中最健康的了，至少膳食纤维含量多一些。不过，记得选择配料表中全麦粉在第一位而精制糖相对靠后的一款。市面上也有部分含果干的饼干，这类饼干脂肪较少，也可以考虑。

★爆米花

问 1：爆米花的营养成分有哪些？

答：爆米花的主要原料就是玉米、糖和油，成品爆米花 50% ~ 70% 是碳水化合物（包括玉米中的淀粉以及配料糖分），20% ~ 30% 是脂肪，3% ~ 9% 是蛋白质。

问 2：爆米花是健康食品吗？

答：爆米花脂肪、糖分较多，算是高热量食物，尤其脂肪中的饱和脂肪酸比例很高，再加上高温加热使水溶性维生素被破坏殆尽，甚至可能产生一些致癌物，因此不算健康食品。

问 3：什么样的人不适合吃？

答：由于脂肪、糖分较多，一般人都不适合，糖尿病、高血压、高血脂等患者更要慎重。

问 4：对牙齿是否有一定伤害？

答：爆米花的残渣很容易留在牙齿上，诱发细菌繁殖并产酸造成牙龈炎、龋齿等。很多人说吃爆米花容易"上火"，可能也与吃完没有做好口腔清洁有关系。

问 5：从个人角度和专业角度，什么样的爆米花能称得上好吃？

答：好吃的爆米花必然是香（脂肪多）、甜（糖多），以及有特殊风味（比如玉米新鲜、糖是枫糖的）的。

问 6：您认为看电影时吃爆米花可以起到舒缓情绪的作用吗？

答：可以啊。首先经过膨化，玉米淀粉更容易被人体所吸收。其次，吃爆米花后，人体血糖可以很快升高，进而使得脑内 5- 羟色胺水平升高，调节情绪，这也是很多人觉得饭后满足、吃甜食很开心的缘故。另外，从桶中拿出爆米花放入口中咀嚼这一动作，对于很多人来说能缓解紧张情绪。

问 7：建议多久食用一次？一次食用多少爆米花为健康？

答：爆米花不是必需的，常见的爆米花也称不上多健康，所以原则上不建议吃。另外，爆米花中的配料双乙酰虽然正常使用是安全的，但是在长期吸入（比如爆米花工厂工人或者嗜食爆米花）的情况下确实有对肺部造成损伤的危险。

问 8：中国传统的爆米花土机器和现代微波炉爆出来的爆米

花在营养价值上有什么不同？

答：微波炉的加工方式更加方便、卫生。过去，爆米花机的密封层大多是用含有铅的铸铁做的，由于铅的熔点只有 300 多摄氏度，爆米花生产过程中瞬间温度能达到 400 摄氏度，因此会有铅蒸气污染爆米花，使得铅超标。微波炉则是通过电磁场使食物中的极性分子旋转"摩擦生热"，营养损失比其他常见加工方法少些。

问 9：爆米花的热量有多高？

答：我其实很想准确地告诉你电影院大、中、小杯爆米花的热量，不过影响因素太多，你不妨自己估计一下。一个苹果大约是 250g，而 100g 爆米花大概 500kcal。因此，重约半个苹果的一桶爆米花的热量应该就赶上一个巨无霸汉堡了。

公共营养健康的建议

让你连着吃 10 块糖，你愿意吗？可你怎么就喝下去了

糖类作为三大产能物质，所有人都不陌生，白砂糖（蔗糖）在大家眼里更是安全得不能再安全的食物。然而，正像毒理学的名言所述："万物皆有毒，只要剂量足。"糖如果过量食用也是有毒性的。2012 年《自然》杂志就曾以 "The toxic truth about sugar"（糖的毒性真相）为题发表评论文章，呼吁像对待酒精一样重视糖的毒性，通过税收等手段进行公共卫生干预。

糖有什么"毒性"？

目前，已发现摄入大量糖会增加患肥胖、2 型糖尿病、血脂异常、高血压、心血管系统疾病的风险，糖与心血管系统疾病关系的生理学机制还未研究得非常透彻，新近证据认为其可能是通过多个通路产生影响。动物学研究发现独立于高能量摄入外的高精制糖摄入与高血压相关，一项最近的研究表明高糖摄入会增加肝内合成甘油三酯，提高甘油三酯水平。还有研究发现糖的大量摄入会升高 LCL-C、降低 HDL-C，这些都是已知的心血管系统风险因素。一些研究还认为这些效应与炎性标志物有关，高糖分摄入会影响肥胖基因的表达。

2014 年 2 月 3 日发表于 *JAMA Internal Medicine* 的新研究进一步发现，多数美国人添加糖吃太多了，这会显著增加成人心血

管系统疾病的死亡率。相比于添加糖供能 8% 左右的人群，供能 17% ~ 21% 的人群患心血管系统疾病的风险大约增加了 38%，供能 21% 以上组的死亡率增加了 2 倍。

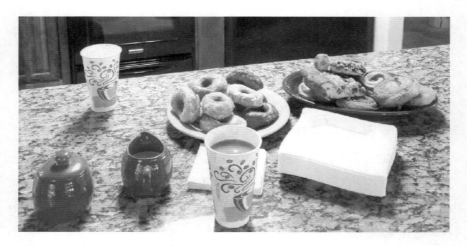

我在美国普通人家吃的早餐。我分析了一下美国人的添加糖来源，含糖饮料大约贡献了 37.1%、糕点 13.7%、果汁饮料 8.9%、乳制甜点 6.1%、糖果 5.8%。

"添加糖"的定义包括所有加工食品和预加工食品，如含糖的甜饮料、糕点、果汁饮料、乳制甜点、糖果、即食谷物、发酵面包等，不包括天然含糖的食物，比如水果和纯果汁。当然了，人体是分辨不出糖是来自人工添加的还是天然含有的。水果之所以较为健康，还是因为水果除糖以外其他成分的作用，而果汁的健康效益就不如水果。

有的人说，我不爱吃糖，只是会喝甜饮料，那你有没有算过，你喝进了多少块糖？

一块方糖大约是 4g，以下是一些常见食品的含糖量，这些数据只要你注意一下食品包装就能看到。

产品	糖类密度 （g/100g）	假设一份重量 （g）	相当于几 块方糖
×××冰糖饮料	12.6	500	14
×××柠檬味碳酸饮料	11.3	500	13
×××果汁饮料	11	500	12
××可乐	10.6	500	12
×××凉茶	9.35	500	10
××冰红茶	9.2	500	10
××100%橙汁	8.9	500	10
××低糖绿茶	4	500	4
××黑巧克力	59.5	50	7
×××花生夹心巧克力棒	60	50	7
×××糖果	91.7	50	10

让你连着吃 10 块糖你愿意吗？可你怎么就喝下去了？

根据最新研究，添加糖供能 25% 以上研究组的死亡率是 10% 以下研究组的两倍。你每天只要多喝一罐可乐，心血管系统疾病死亡率就会增加三成。

当然，糖也是分种类的，市场上糖的种类越来越多，很多人往往不知道该如何选择。

我们一般遇到的糖在人体内产生的热量约 4kcal/g，也就是相同重量的糖最终为人体提供的热量是相同的，但有减肥需求的人也不用因此而绝望，因为不同糖的甜度以及升高血糖的速度还是有很大差别的。在糖尿病高发的今天，人们对血糖的重视也更加敦促我们对糖的秘密加以了解。营养师一般提倡饮食中少吃精制糖、吃复合型的碳水化合物来满足身体对糖分的需求，就是为了尽可能减少血糖的波动幅度，减少高血糖或低血糖对血管和器官的损伤。

几种常见的糖

★白砂糖

无论是小时候吃的棉花糖还是上班后咖啡中加的方糖，都是白砂糖的化身。白砂糖呈粒状晶体，蔗糖含量高于99%，水分则只有0.1%，十分方便储存和运输。甜味纯正的特点也使它适用于咖啡和红茶的调味。

★绵白糖

洁白如雪、粒细而软、入口易化的绵白糖，虽然成分和白砂糖几乎相同，蔗糖含量都占了95%以上，但其结晶颗粒小、含水量高，因此比白砂糖易溶于水，在一般饮品、点心和其他糖制食品中比较常见。厨师在中式烹调中也往往习惯加入绵白糖来增加菜肴的甜味及鲜味，增添菜品的色泽。

★冰糖

冰糖是将热的饱和糖溶液采用特殊方法结晶而成的大块蔗糖结晶，分为多晶和单晶冰糖，其中单晶冰糖的纯度更高。冰糖口感清甜，除了使菜肴具有特殊风味外，还能增加菜肴的光泽，多用于制作烧类的菜肴以及各种汤羹，如冰糖银耳、冰糖肘子等。

★红糖

广义的红糖可以包括熬红糖水的赤砂糖、黄糖、黑糖等一系列没有经过高度精炼的蔗糖，由于没有经过特别的洗蜜工艺，在晶粒的表面还有微量的糖蜜、色素、胶质，呈赤红色，水分含量也较大。黄糖是由白糖、焦糖或者糖蜜等混合而成的，可以作为咖啡的美妙伴侣。黑糖则是经长时间熬制浓缩后近乎黑色的糖砖。

红糖中的矿物质对于缺乏相应微量元素的人群是有一定意义的，不过考虑到非血红蛋白来源的铁吸收率低等因素，对于经济条件足够，有条件吃肉的人意义就不大了。由于具有特殊的糖蜜味，比较适用于煮红豆汤、制作豆沙、蒸甜年糕等小吃。

★ 焦糖

砂糖煮到190℃就会焦化，加入沸水便化成了液态焦糖。深受欢迎的焦糖玛奇朵咖啡的别致外观以及香甜口感都是来自此。除了可以为冰激凌、糕点等各种甜点提供类似糖果或巧克力的风味，它还是一种常见及安全的食用黑色素，想象得出没有焦糖带来黑色的可乐会是什么样的吗？

★ 果糖

果糖是最近两年才比较流行的，具有高甜、冷甜和纯正爽口的甜味特征。果糖甜度是葡萄糖的两倍，是天然糖中最甜的。这也意味着想要达到同样的甜味，果糖的用量大大少于其他种类的糖，这样一来热量就能低下来了。果糖深受想吃甜食但又担心体重问题的人士喜爱。

果糖的代谢途径异于其他糖，可以近似理解为"直接"进入肝脏，不需要胰岛素的辅助。这意味着它对血糖的波动影响比较小，果糖的血糖指数只有23（葡萄糖97、白糖84）。它还是一种很好的运动饮料的原料，可以很高效地在肝脏储备糖原。

凡事有利必有弊，果糖的弊端也是近几年才开始被人所重视的。有学者指出，果糖"不依赖胰岛素直接进入细胞内代谢"的特点，更容易造成人体脏器内脂肪的沉积。由于不会引起高血糖反应，人也就不会觉得有"吃饱"的感觉，没有满足感反而会导致食用过量……另外，对于高尿酸血症患者（尤其是痛风患者），果糖更是要忌讳的。

★麦芽糖

市场上出售的商品麦芽糖又称为"饴糖"，严格来说是麦芽糖、葡萄糖和糊精的混合物。纯正的麦芽糖是由大麦、小麦经麦芽酶作用而得，味道甘甜、色泽赤黄、十分黏稠。我们儿时吃过的牛皮糖、街边艺人制作糖画的原料大多是麦芽糖。

★葡萄糖

超市里经常能看到一包包纯白的葡萄糖，葡萄糖的甜度并不高，在食品加工中并不常用。有些人听说大脑只能利用葡萄糖，于是便买来葡萄糖"补脑"，殊不知正常人完全可以靠消化食物升高血糖，血糖高了反而会让你昏昏欲睡呢。葡萄糖的价值在于你的血液中永远缺少不了它的存在，葡萄糖作为最基本的单糖更是比其他糖类多了个注射入血液的特殊摄入途径，加上葡萄糖无与伦比的供能效率，极度虚弱的人出现低血糖时就需要葡萄糖的补充。

★果葡糖浆

如果你仔细观察各种甜饮料的配料表，果葡糖浆的名字会经常出现在上面。果葡糖浆一般是由植物淀粉水解与异构化而成，因主要成分是果糖和葡萄糖而得名，它属于高甜度的淀粉糖，而且越冷越甜，冰点温度也比蔗糖低，更适用于做各种冷饮，可以起到替代蔗糖的作用。

★糖蜜

糖蜜是糖浆经过浓缩后剩下的母液，原本为制糖时的副产品，现在人们逐渐意识到它除具有特别的香味外，还含有微量蛋白质和有机酸，时常可以在全麦面包以及各类糕点的配料表上见到它。

★代糖

再来说说一些代糖。无论是合成的糖精、阿斯巴甜、安赛蜜、三氯蔗糖还是"天然"的甜菊苷、叶甜素，这些甜味剂最早商业化的目的大多是利用其甜度极高的特点代替白糖来造福糖尿病患者。然而，由于大家普遍都对"人工添加剂"怀有戒心，多年来争论不断。

其实，过分担心大可不必，权威部门早已通过大量试验和多年的观察认可了这些甜味剂的安全性，只要在正常的食用量范围内都是安全的。

尽管糖摄入过多造成的肥胖症、糖尿病、心脏病和肝病等疾病在全球高发，每年间接导致全球约 3500 万人死亡，但还是有很多人想问：

到底每天能吃多少糖？

美国医学会曾建议添加糖供能应少于总能量的 25%，但该建议并没有考虑对健康的影响。考虑到糖的高消费量对于健康的不利影响，世界卫生组织建议精制糖供能限制在 10% 以内。美国心脏病学会建议大多数男性糖供能应少于 150kcal，女性少于 100kcal。《2010 年美国居民膳食指南》建议人工添加糖和固体脂肪供能限制在 5% ~ 15%。

总而言之，我的建议是：

1. 少吃为了美味而加入大量糖、油的食物。

2. 可以用水果或果汁替代添加糖，糖尿病患者选择甜味剂，儿童注意及时刷牙。

3.果糖（果葡糖浆）在饮料等食物中很常见，且不产生饱腹感，但事实上会增加体重，应少吃。

企业如何重视员工的健康

自从我被中国健康教育中心（卫生部新闻宣传中心）、《生命时报》聘为"中国企业员工健康行宣讲专家"之后，去过几十家企业做健康讲座，也到过很多单位指导他们的食堂。应该说参观过的单位都很不错，给我印象最深刻的还要数谷歌中国。

首先，他们的自助午餐种类很多，也比较清淡。很奢侈的事情是，每天以下这 3 种都会有其一：螃蟹、鲍鱼、三文鱼。

其次，在他们开放式办公区的角落里有按摩椅、体重秤、咖啡机等设施，食品架还摆着各种水果、零食。

在他们的饮料柜上贴着一张示意图。

示意图的标题是《饮料的糖分有多少？》，相信看过前面内容的朋友一定立刻明白这张图的意义了吧？

企业重视员工健康有很多好处，诸如提高工作效率、降低人力资源损失、好福利作为员工激励手段等。总体来说，建议企业从以下这几个角度根据自身条件关注员工健康（目前已有一些专门的健康管理企业提供配套的服务方案）。

1.午饭问题、午休。

2.定期体检。

3.上下班时间、加班问题。

4.有心理问题如何帮助。

5.安排健康教育。

6. 注意室内空气质量。

7. 与医疗机构合作，方便就医。

给大学生的建议

给大学生的 5 个健康忠告：

1. 科学地调节生活方式可以让男生看上去更有安全感，女生皮肤变好更漂亮。

2. 未来还有许多的精彩在等着你，不差熬夜的这点儿时间，去睡觉才能有精力迎接第二天的生活、高效率地学习。

3. 少吃快餐、甜食、街边小吃，多吃些蔬菜、高蛋白的食物，用水果犒劳自己。

4. 就算你实在抽不出时间去操场跑步，起码每隔一个小时站起来走一会儿、喝点儿水。

5. 减肥只能少吃、多运动，慢慢减，着急的方法往往会适得其反。

第二章

每天怎么吃才健康

早餐的吃与不吃

早餐 30%：建议吃容易消化的食物，可将较油腻的食物放在早餐中。

午餐 40%：全天对营养需要最多的一餐。

晚餐 30%：尽量回家吃饭，根据入睡时间安排进食量。

关于空腹吃东西的禁忌

就我的感触来说，人们普遍存在的最大问题还是不吃早餐，或者各种奇奇怪怪的说法——空腹不能吃这个不能吃那个，导致了因噎废食。

其实，早餐最大的意义是为整个上午的工作提供能量，适量的早餐还可以避免午餐暴饮暴食，对于控制体重有利。同时，早餐可以让前一夜胆囊中浓缩的胆汁排出，有助于预防胆结石。

最合理的早餐应该是主食、蔬菜和水果、富含蛋白质的蛋和肉类、坚果兼具的"正餐"。早餐不用太清淡，此时适量的油脂和蛋白质有助于维持饱腹感，让一上午的能量供应更加充足。这是一个理想状态，关键还是按照自己的实际情况调整，只要没有不适，吃总比不吃强。

减肥也要吃早餐！《美国临床营养学》杂志 2014 年 6 月的一篇随机对照试验研究认为：对于想减肥又自由生活的成年人，吃不吃早餐对于减肥的影响并不大。

有胃病的人吃早餐要注意什么?

1. 注意不要吃太酸、太凉的食物。

2. 选择一些容易消化的,比如粥、煮的麦片等。

3. 保证蛋白质,鸡蛋、豆制品、瘦肉还是可以食用的。

不吃早餐? 工作太忙早上没时间

这时候,你就要思考,这些情况可否避免?

比如在办公室准备一点利乐包装保质期长的牛奶,或者坚果、水果备荒,以免自己路过面包房时忍不住买甜食。

上班族快速、营养的早餐

健康的早餐首先得满足能量需要,换言之就是在你有机会吃到下一餐时应当仅仅有一点儿饥饿感。此外,适当的蛋白质和脂肪既可以让你有更长时间的饱腹感,又有助于预防胆结石,再有一些蔬菜、水果就更完美了。如果你其他时候没有喝奶制品的习惯,早餐时可别忘了。

营养早餐:能量应与晚餐大致相当。最好包括白色的牛奶和鸡蛋、黄色的全麦面包、橙色的果汁、绿色的蔬菜、红色的瘦肉……瘦火腿蛋白质往往能接近 20%,一小片就可以解决早餐蛋白质不足的问题,适量的脂肪有助于刺激胆囊排放胆汁,预防胆结石。不过,火腿毕竟是加工肉类,记得看食品标签的营养成分表选择钠含量相对少的,至于颜色发红的很可能亚硝酸盐较多,建议少吃。一般建议一天的加工红肉摄入量限制在 100g 以内。

快捷早餐:鲜牛奶、燕麦、煮鸡蛋,带上水果出门,办公室里准备点儿坚果。果汁比较适合早餐时间紧张的时候饮用,可以在不方便吃蔬菜、水果的时候及时补充维生素 C。

在这里公布一下我心中的健康早餐标准：

1.吃早餐了。

2.有主食、高蛋白食物、水果（蔬菜）。

3.膳食结构合理，体积比例见下图，一般有乳制品、蔬菜、蛋白质、水果和谷物。

4.加分：食物多样、品种新奇、方便快捷、称重量化、长期习惯、老公动手、子女动手、单身动手。

5.扣分：市售蛋糕、白切片面包、人均 1 块以上加工红肉、人均两个以上鸡蛋、放糖。

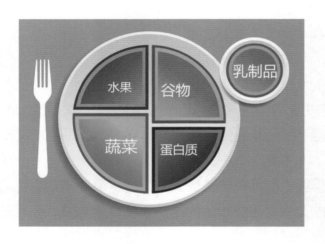

完爆小顾的营养早餐

"土豪"家的早餐做法详解

我在微博搞了个"完爆小顾营养师的早餐"活动，结果一位博主所晒早餐被无数人批为炫富、作秀、不实际，我说要不你发个教程吧。她向我学健康知识，我向她学生活态度。营养不是最终目的，幸福才是。

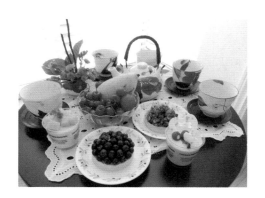

完爆小顾老师营养早餐
（10 分钟营养早餐）的做法

文 / Sysy Hu

我每天的早餐准备时间是肯定不会超过 10 分钟的。

首先，还是围绕基本配置来的：牛奶＋鸡蛋＋淀粉类＋水果。牛奶是买的，有时买豆浆，就是那种各种小超市都有的袋装豆浆。淀粉类，大多时候是面包，也是买的，有的时候喝粥，都是头天晚上电饭煲定好时，第二天早上直接就能吃的。我买了很多谷类组合，网上有专门的五谷粥素材，换着来，心情好。有时也吃麦片。水果，基本是隔一天买一次，小区门口就有。每次买得少，但是丰富。鸡蛋，基本是煎，这个最省时。有时也煮，有时打成蛋花做成酒酿圆子。有时也吃鸭蛋，反正一定要有蛋。

关于如何吃的问题，网上说法不一。我的原则是：什么都可以吃，什么都别多吃。注重丰富性，虽说橙子里维生素多，但是不能只吃橙子。

这样一来，我每天一起来，除了煎蛋，基本就是在摆盘了。随便往桌上一扔，也能吃，是生活让我艺术起来的。

很多人问我，鸡蛋怎么煎，现在来说说。

首先，你得有个平底不粘锅。不是说别的锅不能用，而是这种最方便。油倒下去后，大火，油烧开，打蛋，然后把盖子盖上，最多10秒，关火。我只煎单面，另一面完全靠关火后锅里的温度给焖熟。焖蛋的时间正好去洗水果，把牛奶放进微波炉。如果你想要月牙形的煎蛋，就把蛋往锅边的地方打。

自己多合理安排，熟能生巧，10分钟怎么可能不够？

当然，我本来就是很爱做菜的，晚餐也自己做，周末有时也请朋友来吃大餐。

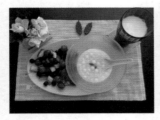
普通晚饭图

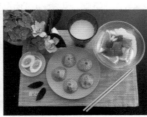
周末朋友聚会做法图

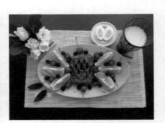
周末朋友聚会下午茶图

有些细心的朋友看到花也在换，是的，大概是一周两换。楼下街道上碰着了买一把，回来随便弄弄，插花的器皿其实是个调料罐子。

最后说说摆盘，要领是，拿一个巨大的盘子，把面非常紧凑地放在盘子中央，浇上汁。这个秘诀完全可以用在其他菜上，随便炒个素菜，这么一摆，立马成法式了。

午餐怎么吃

按照中国营养学会的建议，午餐应该是三餐中热量最高的一餐（晚餐与早餐相当），然而考虑到上班族午休时间偏少、常常需要在外就餐的现实情况，个人建议午餐本着"高蛋白、低脂、少盐"的原则进行选择即可，实在吃不到蔬菜可以在晚上回家后补救。下面是我对中午在外就餐的上班族的建议。

1. 有计划

对于上班族来说，午餐的地点常常较为固定，不妨认真考察一下附近可以就餐的餐厅，列一个计划表，尽可能达到均衡饮食。

2. 慎重选择餐厅

首先是安全，尽量选择餐饮服务卫生等级是 A 或 B 的餐厅，注意是否有健康证等公示，服务人员着装是否符合规范，卫生间是否清洁……不要贪图便宜在街边就餐。

3. 食物多样

在荤素搭配的基础上，种类越多越好。不过要注意尽量不选择凉菜，因为容易有卫生隐患，而且很多餐厅实际服务范围中是不含冷荤和裱花蛋糕的，如果超范围经营更应小心。自己有条件的话可以买点儿水果。

4. 自制盒饭

按照一般中式菜肴的比例大约一半主食（最好有粗粮），一小半荤菜搭配一定素菜。前一天晚上在菜肴出锅后及时盛到卫生的饭盒内放入冰箱冷藏，带的盒饭不宜有过多蔬菜。

晚上吃多少

1. 靠晚餐补足白天的不均衡

如果你早餐没时间、午餐只能在外就餐，那么晚饭就自己动手吧，尽量选择一些鱼虾、粗粮、绿色蔬菜。

2. 小心过量

最好根据入睡的时间考虑晚餐进食的总量，如果需要控制体重，以睡前略感饥饿为宜。

3. 慢慢吃

早餐和午餐常常很着急，晚餐总没事情了吧？细细品味食材的美味吧。

该不该吃夜宵

很多人别说吃夜宵了，为了减肥连晚饭都不吃。我不知道各位不吃晚饭的朋友有没有觉得不适，减肥其实不该作为人生目标，过上舒服的生活才是，而科学的指导可以帮助你实现这一目标。

有些人迷信过午不食或者不吃晚餐的减肥法，然而你仔细一算就会发现，如果你很晚睡、第二天日上三竿才起床的话，不吃"夜宵"的你将会有 15 个小时以上的空腹时间，过午不食或是不吃晚饭的人，更是有近 20 小时是空腹的。我们平时建议有胃溃疡的患者一天吃五六顿饭，就是为了避免长时间空腹的情况下胃酸对胃壁造成损伤。

此外，很多人也都听说过不吃早餐容易得胆结石的说法。这是因为胆囊中的胆汁如果得不到释放，其中的胆固醇很容易大量析出、结晶，从而诱发胆结石，不吃夜宵也一样，都会对健康产生不利影响。

总而言之，只要总热量不超标，选择一些健康食品作为夜宵是有利于健康的。这时候，建议以淀粉含量较高又容易吸收的食物为主，首推清粥和面条，不建议选择过于油腻和过甜的食物，这二者都很容易刺激胃酸的分泌诱发胃痛。富含淀粉的食物还有一个好处是可以很快升高血糖，使得脑内 5- 羟色胺水平升高，配合温热的感觉非常有助于睡眠，热豆浆、热牛奶、热粥、热汤面、热谷物糊，比如绿豆百合羹、红枣银耳汤、花生汤都不错。其他的像饼干、馄饨等也是比较好的选择。实在觉得疲劳想提神可以备点西洋参泡水。

第三章

季节性养生靠谱指南

　　有一次，医院安排我到社区给大爷、大妈们讲夏季养生，我的想法是讲一些对健康有帮助的建议（捎带科学原理），观点得有新意又不能太偏。于是，我从"时令饮食意义不大"讲起，落脚在均衡饮食上，反响不错。

　　为什么时令饮食意义不大？随着季节的变化，外部气候、环境也在变化，因此我们人体所感受的温度、呼吸的空气、食用的食物也会发生变化。当这种变化超出了人体自身的调节能力时，我们就需要靠外物（服装、空调、饮食、药物）等做出纠正。很显然，在没有其他有效手段的时代，时令饮食是没有办法的办法，现在呢？有了空调、有了一衣柜的衣服、随时能喝水、涂抹保湿霜、一年四季吃到蔬菜，过去"时令饮食"的意义也就大打折扣了。

　　所以，我接下来要讲的"季节性养生"，重点是针对不同情况给出一些方法让你更加舒适，保"养"你的"生"命。

冬季

冬季体寒，手脚冰凉

是不是运动不够？最关键的是保证每天 30 分钟以上的有氧运动，在运动前可以喝一袋牛奶或者索性把活动安排在晚餐后。保证每天一个鸡蛋和 150g 瘦肉补充蛋白质和铁，再从药店买点维生素 C，每天服用 100mg。以上做到之后没有改善，建议去医院咨询。

不少朋友在冬天都有手脚冰凉的问题。曾有一位美女拿着一个补气血的方子向我求证："每天早上三片生姜、一杯蜂蜜水、三颗红枣……"我的回答是："可以试试，但并不推荐，多吃点儿瘦肉、多运动会更管用。"

如果你冷静想一想就会意识到，冬天周围环境温度低带走人体热量，使得肢体末端体温下降，这不是很正常的事吗？增加衣物、注意保暖才是王道。另外，女性肢体末端比男性体温低也是正常的生理现象。而且据我观察，很多人一到冬天就宅在室内根本不想动，这样血液循环怎么可能好得了？长期缺乏运动，体细胞数量会减少，代谢也会减缓，自然就难以维持较高的体温了。而让身体在不运动的情况下温暖起来的一个重要方法就是多吃一些富含蛋白质的食物，食物的热效应会使得人体散热增加，让人舒服一些。然而，不少女性朋友担心自己会发胖，又或者懒得连饭都不愿做，窝在家里吃得很少，此时指望类似生姜、红枣、蜂蜜水之类的东西"补气血"，这不是舍本逐末吗？

　　具体分析的话，抛开心理作用，三片生姜除了让人的感觉器官受到刺激出点儿汗使散热增加外没什么意义，蜂蜜主要就是糖浆，补充能量之外（长胖）也实在谈不上有什么营养价值。在我们天天宣传多吃富含膳食纤维的主食、抵制精制糖与可乐的时代，再去主动喝蜂蜜水实在有点儿说不过去。这个方子中的红枣确实是一种健康食物，主要特点是鲜枣维生素 C 含量非常丰富，而维生素 C 有着抗氧化、治疗坏血病、辅助胶原蛋白合成、促进铁吸收的作用……听到这里，有人会说，这些不正说明红枣能补血吗？

　　我们在判断"红枣能否补血"等诸多偏方时的逻辑应该是这样的：首先，明确其宣称功效的含义；其次，看看有什么证据证明该功效；最后，考虑你的食用方式、剂量能发挥这种作用吗？这种作用对于你有意义吗？投入的金钱、时间成本可以接受吗？

　　具体到红枣可否补血这个命题上，首先要确定补血是什么。参考老百姓的普遍认知，最容易衡量可否补血的标准还是其防治缺铁性贫血的效果。那么，有什么证据证明红枣有这个作用呢？一方面，目前尚无有说服力的人体实验数据证明这一点；另一方面，从成分分析的话，红枣中的铁元素含量并不高，它是非动物性来源，铁的吸收率也就在 1% 左右。折算下来，动物肝脏、瘦肉补铁的效果足足是红枣的几百倍。要是把红枣富含维生素 C 等营养成分可以改善机体健康水平作为证据，那么我们可不可以说同样富含维生素 C 的猕猴桃补血？假如有人跟你说柠檬补血，你是不是觉得不对劲？这是因为古人由于条件有限，只好把食物的颜色如血一般的红色、黑色都当作能够补血的证据，于是乎红枣、山楂、红糖、菠菜根也就都成了补血的圣品。很显然，这其实是一种迷信。

冬天冷了该多吃吗

冬天到了，气温骤然下降，雪花落在身上还会无情地夺走身上本就不多的热气。很多人在打寒战的同时不禁心想，咱还是吃点儿什么暖和暖和吧。

天冷了该多吃点儿东西，这似乎是天经地义的事，何况个人感受也告诉我们，多吃点儿就会舒服很多。本来吃一个汉堡的人，现在也觉得不够，得了，再来一个吧！可过段时间再一称体重，哎哟，怎么又胖了 2 斤？

咱们都知道能量守恒的真理，保持体重平衡关键就在于热量的获得和消耗应当保持一致，胖了自然说明摄入的能量多过消耗。而营养师帮助你减肥就是通过了解你究竟需要多少热量、消耗了多少能量，给出相应的建议。

我们每个人一天消耗的能量大体上有两个去处：一个是体力活动消耗，比如打球、跑步、游泳等，甚至办公室里走一走都会消耗能量；另一个则是基础代谢，这里包括了维持人体正常生理需要以及各种体内生化代谢的消耗。

很显然，对于我们个人来说，基础代谢不变，最终影响能量需要量的还是体力活动消耗。以一个 56kg 的青年女性为例，每天轻体力劳动的情况下能量需要量大约是 2100kcal，而重体力劳动则需要 2700kcal，影响占到了 20% 以上。

外界温度对人体能量需要量有什么影响呢？首先告诉大家一

个好消息，基本规律跟我们自己的感受是吻合的，20℃～25℃的适宜温度下，代谢最低，高温环境、低温环境都会造成代谢的增加。也就是说，冬天和夏天温度极端的时候，你就算在床上躺着不动，能量消耗都会增加。

坏消息是这个增加的量实际上很微小。美国1974年的营养供给标准指出，在30℃以下不必考虑温度对能量需要量的影响，而只有劳动消耗大于3000kcal的人，在30℃以上的环境下工作，每升高1℃，能量供给量增加0.5%（相当于1g油的能量）。我国营养学教材中也认为只有较长时间处于严寒和酷暑的情况下，才需要考虑增加能量。

那为什么多吃我们会感觉舒服呢？冬天想要吃东西主要是因为食物有一种特殊动力作用，特别是高蛋白的食物，吃了之后甚至能增加相当于30%的基础代谢作为热量散发掉，这个过程显然会令你觉得更加"暖和"。然而，散发掉的热量毕竟是少数，多吃一口饭也就多了一分能量，有可能转化为身上的肥肉……

别以为天冷了就能放心地多吃，还是得有节制啊！

冬天里的鸡汤

听到"鸡汤"这个词，你是否会从心底荡漾出一种难以抑制的渴望？无论是因为鸡汤的鲜香，还是家中妈妈从锅中捞出的那一份暖意，鸡汤在无数国家都被奉为鲜汤。

鸡汤之所以鲜美，是因为鸡肉中的部分蛋白质被水解成了氨基酸分子，配合从鸡皮中溶解出的脂肪、烹调时加入的盐，钠离子与氨基酸、脂肪酸的美妙组合激活了人类的味觉感受器，使人为其倾倒。

　　然而，又有人提出来，不是说"感冒吃鸡，神仙难医"吗？为什么这时候又推荐喝了呢？

　　其实对于健康人来说，我们的消化功能都很健全，完全能够通过正常的饮食获取合理的营养。鸡汤除了水分主要就是脂肪、氨基酸和盐，脂肪和盐都是我们一再控制的成分，鸡汤中也就氨基酸和部分胶原蛋白的营养价值还比较高，可比起鸡肉就差远了，一般一只鸡炖汤的话能溶解到汤中的蛋白质远远不到10%。因此，与其喝鸡汤，真不如直接吃鸡肉。

　　但是，感冒患者、老年人等消化功能弱的人可就不一样了。这些人往往食欲不佳，热腾腾的鲜美鸡汤可以有效地刺激食欲，增加消化液，适当的盐分也可以起到维持身体渗透压平衡的作用。尤其是感冒患者，医生在任何时候都是强调"多喝水"。鸡汤、果汁，甚至是可乐都有助于减少黏液、预防充血和避免脱水。不要听到感冒喝可乐就觉得奇怪，其实可乐中的咖啡因经常能在止咳药中找到，可乐中10%的糖比起止咳糖浆中的还是小数目……

骨汤不补钙

　　说说流质饮食，流食比起普通食物最主要的作用就是增加了水的比例，因此可以有效地获得水分并且使食物更容易被人体所吸收。人体在受到压力刺激的应激状态下消化、吸收功能都会受到抑制，胃肠道变得脆弱，比较适合流质饮食。日常生活中，什么时候适合吃流食呢？最常见的情况有两种：一是腹泻，二是感冒。采用流食既可以让营养物质更容易被人体吸收，又可以有效地预防脱水，一举两得。

　　再来说说骨汤，它的营养价值远远不及人们所想。俗话说

"厨师的汤，唱戏的腔"，"要想味道好，要用汤来煲"。骨汤，按色泽可以分为清骨汤与口味浓重的白骨汤，传统中餐里最常见的白骨汤就属猪骨汤了。

猪骨汤因其骨髓中含有大量的脂肪，随着汤料的熬制，分散的细微脂肪液滴被蛋白质包裹，在散射的光线下呈现出白色。一般情况下，白色越浓说明油脂就越多。人类在进化过程中比较青睐高热量的食物，三大产能物质中，脂肪的产能效果最强，也最能给人们带来香醇的口感，再配上能强烈引起"钠感受器"兴奋的盐和呈鲜味的含氮浸出物，骨汤的鲜美自然让人难以抵抗。

我从来不推荐靠喝汤来补充营养。无论是米汤、菜汤，还是骨汤、肉汤，它们绝大部分都是水，真正的营养成分大多还保留在固体物中。汤水中虽然也有一些矿物质、溶于水的维生素等，但有益成分不是量太少就是被破坏殆尽。与此同时，越是好喝的汤里往往钠和脂肪含量也越高，对于"营养过剩"的我们来说弊大于利。所以，对一些痛风患者，我还是建议采取"吃肉弃汤"的方法。

动物身体中99%的钙都存在于骨骼当中，很多调查研究都显示，钙是中国民众最容易缺乏的营养素之一，补钙也是人们一直关注的热点。奶制品负面新闻不断被曝光之后，更多人寄希望于骨汤，希望能喝汤补钙。然而，钙只有在离子状态时进入肠道才能被人体吸收，所以凡是口服的食物或补充剂，要想分辨是否适合用来补钙，得同时考虑钙含量、溶解度、吸收率、成本这四个因素。

究竟骨头汤里有多少钙呢？中山大学营养学系蒋卓勤教授的研究显示，用去除掉了钙、钠的三蒸水熬制的骨头汤，钙浓度往往都在 2mg/100ml 以下，与肉汤没什么区别。而用压力锅代替瓦煲，煮 1 个小时延长到 4 个小时，多放一些骨头或是选择特别的部位（如椎骨），这些虽然能略微提高骨汤中钙的浓度，差别也不大，不超过 4mg/100ml。

这是什么概念呢？首先，牛奶的钙浓度在 100mg/100ml 以上，是骨头汤的数十倍。

骨头里虽然含有大量钙质，但主要是以羟磷灰石的结晶存在的钙，不溶于水。骨头中虽然还含有微量的非结晶态骨盐，但其中主要的磷酸钙、柠檬酸钙、碳酸钙也都难溶于水，一般熬汤很难将其中的钙盐溶解。

又有人说，那加醋行不行呢？确实，钙盐和醋酸反应可以生成醋酸钙，在 100℃下，醋酸钙的溶解度是 29.7%，这在理论上是可行的。蒋卓勤教授的研究也证实，在不放水纯用醋煮的情况下，骨头汤中的钙浓度甚至能高过牛奶。不过，这个方法的实用价值并不高：首先，这样做出的汤不一定好喝；其次，大量的醋酸会随着挥发污染空气、腐蚀家具，甚至引发呼吸系统疾病。最根本的一点，照这个方法熬 500g 猪蹄大概得买数十元的醋……中国营养学会推荐每日钙的摄入量是 800mg，这样换算成传统的骨头汤大概得喝几十升。

过节不贪吃

每年冬天，平安夜 Party、跨年晚宴、公司年终聚餐、年夜饭、走亲访友，都会在短短两三个月内发生。你吃得消吗？

对此，最有感触的应该是那些时刻关心自己腰围的女生。我在新浪做微访谈，好多人都发出同样的求助："马上要过节了，在家窝着不运动又到处吃好吃的，怎么才能不长胖啊？"瞧见没，她也知道长胖无非是因为吃得多、运动少。过节期间，到底是放纵一把，还是照常如一地履行健康饮食计划？给自己算好一笔过年的健康账是必须的。在这里，我就三个方面给大家提个醒。

第一，摆正心态，健康最重要。为什么我从来不建议大家去吃自助餐？因为多数人很容易被"免费"和"无限量"这两个词冲昏头脑，一方面禁不住鲜美海鲜、喷香烤肉的诱惑，觉得吃蔬菜"亏了"；另一方面又得去为治疗高血脂、糖尿病大把大把地掏医药费。

第二，美食可以吃，但是量要控制。除了宴会上的大鱼大肉外，无论是春节庙会上的小吃，还是走亲访友赠送的巧克力等甜点，一定要适可而止。要知道，小吃、甜点从名字就可以看出和正餐的差别，这些食物大多营养成分单一，主要是糖和脂肪，远没有富含维生素和植物化合物的蔬菜与水果的营养价值高。什么？蔬菜麻辣烫如何？你不觉得营养素损失得有点儿多吗？更何况，麻辣刺激和过多的盐都是不利于健康的。

第三，喝酒脸红，小心肝癌。"将进酒，杯莫停。与君歌一曲……"李白的豪迈为人所倾倒，但你也别忘了"诗仙"最后是怎么死的。酒精对身体尤其是消化道是一种刺激，会增高多种癌症的发病率。有些人刚喝几口酒就脸红，别人劝酒时便说这种人能喝。其实不然，因为这恰恰说明这个人肝脏内缺少代谢酒精或乙醛的酶，此时就会大量消耗宝贵的用来"解百毒"的其他酶类，损伤是很大的。因此，莫贪杯，贪杯小心无肝配。

希望每个冬天，每个人都能重视健康、爱惜身体，在新的一年里享受更加美好的生活。

小顾健康过年秘方六则：

1.假期娱乐无罪，但要记得早睡；2.响应光盘行动，告别铺张浪费；3.150g瘦肉不少，足以犒劳肠胃；4.啃啃粗粮窝头，多吃蔬果薯类；5.肉汤、饮料少喝，醉酒红脸狼狈；6.少油、少盐、少糖，清淡才知本味。以上执行一条，我会很是欣慰，倘若屡教不改……7.门诊挂号排队！

聚餐点菜新技能

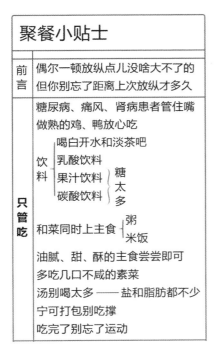

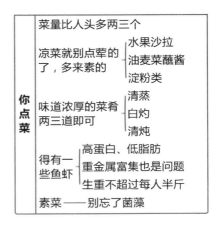

健康吃火锅

火锅是高脂饮食吗？

火锅这一就餐形式的核心是将食材在沸腾的水溶液中加热（可蘸佐料）后即刻食用。考虑到这相当于水煮，温度不高，不会像煎炸、烧烤一样出现多环芳烃等致癌物，其烹调方法本身还是比较健康的。但实际上，很少有人把清水煮青菜、瘦肉叫作火锅。

无论是重庆麻辣火锅还是京城涮羊肉，锅底无论是红油还是白汤，佐料无论是香油碟还是麻酱腐乳，甚至是麻辣烫、串串香等微型火锅，或多或少都存在饱和脂肪酸、胆固醇、钠、嘌呤过量的问题，再考虑到共同进餐等卫生隐患，火锅确实不那么让人放心。

具体来说，营养学专家一般建议每日由脂肪提供的能量控制在全部能量的30%以下。对于一般轻体力劳动的成年人而言，最简单的估算方法就是将你以厘米为单位的身高减去105，就是你每日脂肪的限量。假如你身高175cm，那你三餐脂肪量的上限就是70g，就算你除了火锅这顿以外都吃得非常清淡，留给火锅这顿全日一半的"配额"，也就才35g。

这是什么概念呢？35g脂肪相当于三四勺的香油，可能还不够很多朋友吃麻辣火锅前盛一碗油碟作料。35g脂肪也相当于150g左右牛羊肉中的脂肪，可能还不够许多人涮羊肉时尝出的肉味，这还没算红油锅底的牛油、白汤锅底猪骨中的饱和脂肪酸以及其他食材。

可以看出，火锅确实不是应该被推荐的健康饮食。但是，并不是说它就不能吃了，只要不经常吃、天天吃，吃的时候注意方法，还是可以放心食用的。

怎么才能吃上健康的火锅呢？
给大家几点提示：
　1.尽量在家做小火锅，购买新鲜、卫生的原料。
　2.吃肉前注意先吃点儿主食。

3.尽管肥一点儿的肉口感好，但为了健康还是适可而止。鱼肉、虾之类脂肪比较少还不错，一个人每次吃100～150g肉足矣。

4.别忘了各种肉丸中的脂肪也不少，不要多吃。

5.一定别忘了蔬菜，每天应当吃到500g哦！

6.可以多吃点儿豆制品和配菜，内酯豆腐、冻豆腐、豆腐皮、腐竹等都可以提供优质蛋白质。

7.佐料上习惯吃油碟的注意不要倒太多，更不要加过多的盐和味精。芝麻酱稍好一些，但同样应尽可能少。

给亲戚带什么礼物

过年回家走亲戚，带什么伴手礼？

首先是红酒。中国素来有酒文化，不过随着对健康的看重，除了在酒桌上，很少有人再去自斟自酌高度酒了，渐渐地倒是红酒被赋予了一种健康、高品质的意味，被人们所推崇。具体来说，红酒中含有一些从葡萄皮、葡萄籽中被酒精溶解出的单宁、多酚类的化合物，特别是白藜芦醇等特殊的抗氧化物营养价值很高。虽然最近也有人对这些物质的营养作用表示怀疑，但起码每天饮用大约含10g酒精的红葡萄酒对大多数人的心血管系统有益，这在科学界基本上是个共识。

其次是坚果礼包。我在超市里转过，发现有很多几十元到一两百元不等的坚果大礼包可以选择。"中国居民平衡膳食宝塔"建议成年人每天都吃30～50g的坚果。坚果除了富含维生素E、膳食纤维和黄酮类抗氧化物以外，不同坚果也有各自的特殊作用。当然了，吃坚果也要注意，首先是不要过量，每天一小把即可，再就是注意看配料表，盐渍、油炸的尽量不要，花生等感觉有发霉倾向的更不能要，小心黄曲霉素。另外，如果打算再加工，比如炒、研磨的尽量现加工现吃，否则坚果中的不饱和脂肪酸很容易被氧化。

　　最后是针对不同年龄朋友的健康礼物了。送同龄同学的话，计步器、腰围尺都不错，可以提醒大家控制体重；拜访亲戚送点儿有机蔬菜、高档食用油显得温馨而体贴；送家中长辈血压计、防跌倒的拐杖也都表示出一种关心。

春季

如何给春季敏感肌肤多点儿保护

春天，随着气温的上升，大家开始慢慢增加户外活动。然而，很多人随之发现自己的皮肤出了问题，甚至出现泛红、瘙痒、脱屑等症状。这正常吗？该怎样注意呢？

为什么春天会有这些症状呢？

最主要的原因还是春天花粉引起的过敏。其他因素还包括空气干燥造成的皮肤脱水，外出增加出现日光性皮炎、食物诱发荨麻疹等，甚至香椿、茴香、芹菜等都可以引起光敏性皮炎！

一般人所说的免疫力是指人体抵抗某些外来有害物质侵袭的能力，但是当将外来抗原解读为有害的物质，从而做出反应时，这种能力就会变得很可怕。例如皮肤干燥、发红、出疹，眼皮肿等，这些其实都是过敏性皮肤病的症状。临床常见的过敏性皮肤病包括接触性皮炎、荨麻疹、药疹、湿疹及特应性皮炎等，不同情况病因也不一样，需要具体问题具体分析。

一般应对方法是先查找过敏源，建议去医院就医。急性荨麻疹往往和药物、食物、环境接触有关，慢性荨麻疹与季节花粉等有关，特异性皮炎、湿疹往往跟遗传有关。这些可以通过检测血清特定 IgE 的反应，查找吸入性或者食物性的过敏源。接触性皮炎、部分湿疹可以通过斑贴试验测试。如果对某些食物过敏，而这些食物营养价值很高必须吃，那可以考虑采用食物脱敏法（从极少量逐渐增加），但应在医生的指导下进行。

从营养的角度来说，皮肤敏感的人首先应当注意脂肪酸的平衡，可以通过一些坚果或者鱼油来补充 n-3 系多不饱和脂肪酸，还应适当增加维生素 C、维生素 B、锌、维生素 A、维生素 E。由于特别需要注重防晒，所以维生素 D 也得考虑……通过食物补充时，一定注意避开所过敏的食物。

最根本的方案还是不要熬夜，每天保证 7 小时以上的睡眠，保证 1500ml 的饮水，不要经常吃炸鸡、烧烤等饱和脂肪酸高刺激性强的食物，保证 500g 的蔬菜和一个水果。皮肤护理上注意不要用过热的水洗脸，注意保护皮肤天然的皮脂，涂抹保湿霜，勤洗头保持卫生，戴口罩预防花粉过敏等。

提高免疫力的 22 条建议

提高免疫力的22条建议		
饮食	不要盲目节食	
	保证充足蛋白质和铁	每天2两肉类
	色彩缤纷的各类蔬菜、水果	
	告别高热量食物	加工食品 / 快餐 / 甜饮料
	补充剂	均衡饮食不用吃
		与免疫力有关：维生素A、维生素C、维生素D、维生素E、硒、镁、锌、复合型维生素矿物质补充剂
		大蒜、人参、黄芪、益生菌、益生元等可能有点儿用
	限制酒精、咖啡因的摄入	
戒烟	吸烟会降低免疫力	
	同时引发心脏病、中风、哮喘等	
运动	可以降低患骨质疏松、癌症、心脏病的风险	
	每周至少几次中等强度的运动	
	散步、骑自行车、游泳等均可	
心情	明确要什么以及不要什么	
	把精力放在重要的事情上	
	看一些有趣的视频	
压力	去做放松的事情	
	积极享受性爱	
	养个宠物	
	提醒自己不用追求完美	
睡眠	每天保证7小时以上睡眠	
	注意温度适宜	
	关注公众号营养师顾中一（yy4gz1）回复"睡眠"了解更多	
交际	保持良好的人际关系	
	做一些公益活动	
卫生	勤洗手	每次至少20秒 / 六步洗手法
	公共场所戴口罩	
	通风	

想挖野菜的人须知

想挖野菜用得着

定义	蔬菜	以柔嫩多汁的器官供人类食用的一二年生以及多年生草本植物
	野菜	未经栽培而生长在自然条件下的可提供食用器官的野生植物
风险	过敏	易过敏人群尤其注意
	感光	灰菜、野芹菜、苋菜、莼菜等 增加紫外线反应导致日光性皮炎
	有毒	可能含有更多单宁、生物碱、皂苷、酚类、萜类物质、硝酸盐等 有毒品种，常人难分辨
	重金属	城市近郊铅污染可能性较高 某些野生蔬菜能富集重金属
	空气污染	尾气 雾霾
	意外	骨折
收益	独特风味	
	部分野菜中胡萝卜素、维生素C含量较高	
	野外踏青锻炼身体，日晒获得维生素D	
怎么做	凉菜	蒜蓉：焯水、冷水过一遍后控干／芝麻酱、蒜蓉、糖、盐、酱油等调味
		拌豆腐：拌上豆腐／补充优质蛋白质
	包子、饺子、蛋饼	
提醒	不建议挖野菜	
	乱挖野菜会破坏环境	
	只挖认识的	
	新开发的野菜品种可能不够安全	
	灰菜等只在晚上吃	
	苦味是危险信号	
	别吃太多	
	用流水冲洗30秒，浸泡20分钟	
	最好用开水煮一下	
	出现症状及时就医，可先用手指抠咽部催呕	

夏季吃苦

问1：夏天吃苦味菜好不好？

答：

苦味菜的成分和营养分析：能发出苦味的主要物质是什么？真的能起到"去火"作用吗？

食品中的苦味物质目前大致分为五类：生物碱、黄烷酮糖苷类、萜类和甾体类、氨基酸和多肽类、无机盐类。

苦味物质往往可以起到抗氧化、抗感染甚至抗肿瘤的作用，有一定的药用价值。

问2：每日的摄入量是否有推荐标准，过多吃"苦"是否有好处？

答：含有苦味的食品以蔬菜和野菜居多，如莴苣、生菜、芹菜、茴香、香菜、苦瓜、萝卜叶、苔菜等。在干鲜果品中，有杏仁、桃仁、黑枣、茶叶、薄荷叶等。

按照中医的理论，苦味有能泄、能燥、能坚的作用，多用于解除热证、湿证、气逆等病症。但是，什么东西"过多"自然都不好，比如每100g苦杏仁中所含的苦杏仁苷就可以分解释放出氢氰酸100 ~ 250mg，而60mg氢氰酸就可以置人于死地……黑枣中有很多鞣酸，容易和蛋白质结合形成结石，对于消化功能不好的人来说很危险……

问 3：什么样的人群都适合吃苦味菜吗？儿童是否也能吃？生吃还是熟吃更有营养？

答：最好还是就事论事具体来谈，不建议让儿童为了不确定的益处承担风险。熟吃虽然会破坏一些维生素，但本着安全第一的原则，建议熟吃。

问 4：夏天爱吃辣，健康吗？

答：辣椒素是一种生物碱，它可以与感觉神经元的香草素受体亚型 1 结合，让你感受到一种烧灼感。吃辣的食物对于消化道黏膜会有一定刺激，除了嘴里觉得辣，还可能使结肠细胞的辣椒素受体被激活而引起结肠运动加快、不规律，从而"拉肚子"，肛门的辣椒素受体被激活的时候也会觉得火辣辣的……不过，如果你没有感到不适的话，吃辣的食物对健康影响并不大。很多人觉得吃辣的对身体不好，往往是因为整体菜肴过于油腻、油品不好、缺少蔬菜等。

秋季

一般人不需要贴秋膘

过去生活条件艰苦，吃不饱、穿不暖，还要从事重体力劳动，导致蛋白质能量营养不足，每到秋冬休养季节，老百姓就得进食滋补品以调养身体。如今，看看周围人的腰围……维生素、矿物质、膳食纤维或许才是我们真正需要"补"的东西，多吃些蔬菜、水果和杂粮吧！

当然了，如果你对照身高，以千克为单位的体重仍然低于正常下限，那你还是可以多吃点儿来补充营养的！

一般体重略轻的年轻人可以考虑通过平时多吃点儿肉、锻炼后及时吃东西、睡前加餐等方式来改善，但如果是因为感染病、消化系统疾病造成的消瘦则需要营养师的特别指导。

增肥：

<u>增加体重的方法：</u>

1. 增加进食总量，增加食物种类、进食频率。

2. 保证足够的主食，经常在两餐之间吃零食，如坚果、水果和酸奶。

3. 肉、鱼和鸡蛋种类多样。

4. 豆类较实惠。

改善营养：

1.肉馅、鸡、鱼更容易消化。内脏（如肾脏和肝脏）是最经济的来源。

2.高脂肪食物，但如果出现不适（比如腹泻），要减少脂肪的摄入，直至症状缓解。

3.睡前加餐，下午增加零食。

4.健康零食包括坚果、水果、酸奶、胡萝卜、木薯片和花生酱面包片等。至少每餐之间均可以增加零食，需要卧床的人食物应当放在触手可及的地方。

如何改变厌食：

1.对肉反感可以吃蛋、豆等。

2.经常更换食物的品种及制作方法。

3.饭前饮少量开胃饮料，配佐食小菜。

4.对食物的喜恶不是一成不变的。

5.食物太甜，加点儿盐或者醋。觉得没味道，试用不同的调味品。喝饮料嫌味道不好可以用吸管。

6.经常喝水，注意口腔卫生。

7.食欲较好时，早餐丰盛一些。加餐可选芝麻糊、冰激凌之类能量较高的食物。

改善呕吐的方法：

1.选择容易消化的清淡食物，避免油腻和有强烈气味的食物。

2.咸味、酸味比甜味容易接受，温凉比热的容易接受。

3.不能吃干的可以就点儿水和冰棍。

4.小心长时间空腹引起的厌食。

5.可以干、稀分开进食，饭后不要立刻平卧，姜、薄荷有助于抑制呕吐。

6.保持室内通风、排出厨房内的油烟。安排好服药和进食的时间。

口腔：
用柔软的牙刷刷牙，注意用淡盐水漱口。

治腹泻：
1.限制膳食中的脂肪，以酸奶代替牛奶。

2.豆类、菜花和萝卜等容易胀气。

3.少渣，少吃麦麸、坚果和粗糙蔬菜。

4.多选择苹果泥、胡萝卜泥等富含果胶的食物。

增加维生素和矿物质的摄入：
1.维生素和矿物质是必不可少的，以保持身体健康。

2.维生素 A 有助于保持皮肤和肠道健康。来源有深绿色、黄色、橙色和红色的蔬菜与水果，以及蛋黄、动物肝脏和肉类。

3.维生素 C 有助于保护人体免受感染并促进恢复。来源有蔬菜、柑橘类水果、番茄和土豆。

4.维生素 E 保护细胞免受损伤。来源有绿叶蔬菜、植物油、花生、蛋黄。

5.维生素 B 族，对于免疫力和神经系统有益。来源包括土豆、肉类、玉米、谷物、坚果、西蓝花和绿叶蔬菜。

6.铁，缺铁性贫血是一个普遍的问题，但不建议过多补充。

7. 硒，激活免疫系统。来源包括全谷物及高蛋白食物。

8. 锌，与免疫力相关，还会降低食欲。来源包括肉、鱼、禽、贝壳类、全麦谷物、玉米、豆类、花生、牛奶和乳制品。

端午粽子吃不吃

粽子的馅料虽然种类繁多，但大多还是以枣泥、红豆沙、肉为主。说起来，上好的大枣、红豆、后臀尖肉也都是挺好的食物，只可惜大枣最大的优点——所含丰富的维生素 C 在做成枣泥后会损失殆尽。红豆中的膳食纤维、蛋白质在做成豆沙的过程中虽然能保留，但由于红豆味道寡淡，人们往往会加入大量的糖，营养价值骤降。肉粽更不必说了，猪油中的饱和脂肪酸、过量的盐分都是我们避之唯恐不及的。至于甜食控们吃粽子喜欢蘸的白糖、桂花蜜……我都不忍说下去了。

除了馅料外，粽子中的糯米其实也很有讲究。很多人都有一个印象，就是糯米这东西黏黏的，不好消化。粽子吃多了确实有坠胀感，但算到糯米头上可就实在冤枉了些。糯米分为圆粒和长粒两种，我们一般常见的是圆粒。从分子结构来说，淀粉比起粳米的支链淀粉比例要高得多，在热水中更容易水解糊化，也容易吸收，人体的血糖反应也更加明显，因此糯米是好消化的。不过，糖尿病患者需谨慎。

那为什么我们吃着还觉得难受呢？这里有三个原因。首先，我们评价一种食物好不好消化，一般是以同样重量为前提，"敞开了吃"的话，什么食物都能吃撑。粽子的密度可着实不小，你一下吃下去的两个大粽子，同样重量换成米饭很可能是三碗米饭，能不难受吗？其次，淀粉类食物有一个特点，就是除了淀粉糊化还有一个老化反应，感官上说就是会变硬（米饭放凉了也会有这种效果）。而我们很少是粽子蒸完了当即趁热吃，甚至有些人常常直接从冰箱里拿出粽子就吃，这能好消化吗？最后一点就是我们吃的粽子往往将糯米进行了挤压，要知道糯米压到一定程度当水泥糊墙都是可以的！其分子结构难以延展，进而难以被消化液分解，也就不容易消化了。

您需要记住的：
1. 粽子就是一种时令小吃，只适合少量趁热食用。
2. 糖尿病患者或者消化功能差的老人慎重食用。

中秋月饼也是一种"垃圾食品"

月饼代表着团圆和美满，是馈赠亲友、寄托思念的上佳美食。然而，月饼毫无疑问是一种垃圾食品。以我个人最爱吃的蛋黄莲蓉月饼为例，每100g有400多千卡的能量，脂肪20g、蛋白质7g，碳水化合物也就是糖占了50g，钠也有接近200mg。换言之，你吃的这一块月饼，一半是糖、两成是脂肪……散装的100g小月饼，一位女性只要吃4个就够一天的能量需要了。

那么，怎样既能在品尝美味享受节日的喜庆的同时，又能将垃圾食品的危害降到最小呢？

1. 把月饼放在早餐中，而且每次最多吃一块，如果能将一块月饼分成三四小块分散在上午吃更好。每天早上刚起床的时候，都是我们胃肠内营养物最少的时候，而月饼可以为我们提供充足的能量和脂肪，提高血糖来支撑我们一上午的工作。月饼中的脂肪不低，可以延长胃的排空时间，增强饱腹感。特别是由于一整夜没有进食，胆囊中的胆汁高度浓缩，这时吃一些含脂肪的食物也有助于胆汁的排出。

2. 可以把月饼的馅料掏出，或者直接把月饼切碎投入无糖的粥、豆浆、低脂牛奶中。馅料由各种独特原料配制而成——芳香怡人，大部分都是糖，用来给寡淡的清粥、豆浆调味正合适。事实上，我们一般家里磨成的豆浆几乎不含碳水化合物，加上一定量的月饼馅之后，蛋白质、脂肪、碳水化合物这三大产能物质的配比堪称完美，非常适合在忙碌时分加餐饮用。

3. 如果你真的很爱吃月饼，那其他时候的饮食可就得尽量清淡了，最好再补充一些维生素 B 族。这些维生素 B 族是把糖、脂肪、蛋白质转化为能量的过程中不可缺少的物质。常吃甜食的人会大量消耗维生素 B_1，而维生素 B_1 与包括视神经在内的多种神经健康有关。不想吃月饼吃得心情烦躁、皮肤冒油，那就预防性地补充一些吧。

4. 趁着秋高气爽多出去锻炼吧，开心锻炼一小时就能多吃一块月饼啦！

考试季的营养补充秘籍

考试前，谁都会有些紧张，即便你早已经历过了千军万马过独木桥的高考，或许也熬过了英语四六级、托福、GRE 以及各种期末考试，但在如今这个学习型社会，你的前方仍会有各种职业资格证考试、专业考评在等着你，考前如何在营养上不掉队是极其需要掌握的技能。

我们的脑功能所需的能量主要来自血糖，尽管脑重量仅占全身的 2%，但消耗的葡萄糖却占全身的 65%，中枢神经系统对缺氧耐受性也很差。葡萄糖可以由任何能量物质转化而来，只要你吃过饭就无须担心。然而，长期吃素或者盲目节食减肥的同志，则一定要警惕缺氧的问题，万一贫血了，你身体携带氧的能力自然会下降，昏昏沉沉之下怎么可能考出好成绩呢？所以，如果你在以往体检中查出血红蛋白偏低，一定记得保证每天100g的瘦肉，适当吃些血制品。

蛋白质也与脑功能息息相关，色氨酸、谷氨酸、赖氨酸都会影响神经功能。微量元素方面，缺铜会导致智力低下，缺锌则可能导致阅读困难……怎样保证自己不缺乏这些营养成分呢？

首先是得吃饱饭。

其次，保证每天1个鸡蛋（既补充优质蛋白质，又提供丰富的磷脂）、300～500g的新鲜蔬菜和250g左右的水果、100g瘦肉、300ml的乳制品，一周吃25g动物肝脏或者猪心。尤其记得吃好早餐，少吃零食，尤其是街边小吃，以及拒绝饮用含糖分较高的各种饮料。

最后再来说说考前突击期间的饮食。这时候，如果对考试过于紧张，就很容易出现恶心、反胃，可以吃些容易消化的食物，比如米粥、蛋羹、小菜等，少吃油炸、烧烤类的油腻食物，再适当配合复合型的营养补充剂就不用担心营养缺乏了。夏天则要注意别贪食冷饮，最好别吃凉菜，小心不卫生引起身体不适。有条件的尽量调节生物钟，告别熬夜，不建议下午3点以后再喝浓茶、咖啡和可乐。如果准备通宵奋战，小心咖啡因摄入过量，一般咖啡以1～2杯为宜，心脏功能不好的尤其应注意。

当然，如果你早已胸有成竹，那么保持一颗平常心，一切照旧就是最好的策略。

这 13 种"上火"症状你遇到过吗

有一次，我在微博上发了张午餐照，其中有碗枸杞水。有人就问："枸杞吃多了不会上火吗？"我便发了一篇文章，详细讲解了枸杞的营养特点，比如枸杞中有一些类似阿托品的兴奋性物质，含糖较多，也可能引起不适……最后告诉她，这还是得因人而异。对于健康人来说，每天坚持吃一小把枸杞是不会有危害的。

我故意自始至终没有展开讲"上火"这个概念，就是因为这个概念实在很模糊，没法解释。

作为一个营养师，经常有人问我某种食物吃了以后会不会"上火"。我相信他们经历的现象往往是客观存在的，然而要想进一步获得可靠的认识来指导生活，就不能对传统说法不假思索地接受。古人没有仪器可以检测食物的成分，没有严谨的统计学方法确定因果关系，只好笼统地把诸多现象解释为"上火"。然而，假如真这么简单，食物与人体反应完全可以归纳成一个单变量函数。

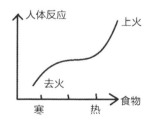

我们知道食物的成分千差万别，用简单的"温热寒凉"界定必然是有限的。人身上的症状更是五花八门，你又凭什么认为上到脸部长痘、下到屁股长痔都算上火？靠吃"去火"的食物就能好？很多时候，你感觉吃了有用是因为这种症状是自限性的，不吃同样能好。

"人吃热性食物会上火"这个观念之所以能广为流传，还在于该命题在逻辑上不可证伪，通过对"热性""上火"这样的概念的不断修饰，甚至循环论证，你永远无法假设出一种能够验证该理论是错误的情况。一旦有人想要将该理论落实到客观事物上指出其中的矛盾，就会有人跳出来说："你说的这个根本不是上火。"这就是我说"上火"这个内容"没法解释"的缘故。

不过这也很好办，我们今天就跳过这个概念，直接分析各种现象，给你一些平凡的，并不博大精深的答案。

13 种"上火症状"

1. 水喝少了，感觉要冒火，尿液很黄

这没什么好说的吧？就是告诉你该喝水了。详细说来就是身体由于各种因素缺水，从而导致体液晶体渗透压升高，感受器将信号报回中枢产生渴感……

2. 吃完东西喉咙痛、有异物感

首先考虑是否过敏，国内最常见的是香瓜以及部分坚果过敏，如果是的话下次注意避免。此外，刚出锅的高温食物加上酒、麻辣的刺激也容易使咽部黏膜充血、淋巴滤泡增生，吞咽时产生异物感。应注意食物温热入口，并多喝水。此外，因抵抗力下降出现的病毒感染、细菌感染也会诱发急性咽炎，应当及时就医。

3. 吃了海鲜身上瘙痒

最常见的是海鲜不新鲜了，其中的组胺使人产生不适。顺便说一下，所谓有伤口时要禁食"发物"也没有什么科学依据。对此类食物不过敏的人，做完手术多吃一些卫生的高蛋白食物是有好处的。

4. 吃比萨、瓜子，嘴里会立刻起水泡

这种烤和炒的食物往往太干、太咸，一方面过于粗糙，容易划伤口腔黏膜，另一方面形成局部高渗透压脱水造成炎症。

5. 常吃快餐就会有口腔溃疡

口腔溃疡的病因比较复杂，不过目前认为经常吃快餐的时候，也正是你工作压力大、免疫力下降的时候，此时多休息、提高免疫力是根本。另外，快餐中精制谷物、糖分较多，容易造成维生素 B_2 缺乏，进而出现口角炎（双侧嘴角同时出现炎症反应）。而嘴唇外侧边缘出现小泡则是单纯疱疹病毒感染，可以涂抹阿昔洛韦等抗病毒软膏。

6. 一段时间总吃大鱼大肉就会牙龈出血

成天大鱼大肉的人往往蔬菜、水果吃得少，维生素 C 缺乏会使胶原蛋白的合成出现问题，造成牙龈、黏膜出血。此外，一些肉类、水果（如荔枝）比较容易塞牙，残渣会使得细菌滋生造成炎症，甚至长久下去产生牙石造成牙龈出血。如果自幼牙龈爱出血，最好去医院查查血小板和凝血因子。

7. 吃甜食容易长痘痘

痘痘学名痤疮，目前有非常明确的证据显示高血糖负荷饮食会加剧痤疮，可能是因为雄激素水平与血糖水平呈正相关，皮脂分泌又受雄激素调控所致。因此，长痘痘的朋友不妨想想最近是否吃太多的甜食了。

8. 一吃巧克力就流鼻血

人体鼻腔中的毛细血管很丰富，加上黏膜比较薄，遇到干燥

等情况就容易出血，敏感的人尤其是儿童需要小心。食物引发流鼻血常常还跟水杨酸或其他有抗血小板作用的成分有关。水杨酸是一种抗凝血的成分，巧克力不但含有大量水杨酸，其中的黄烷醇（本身是一种很好的抗氧化成分）还能增加水杨酸的效果。巧克力中的可可碱、黄嘌呤类生物碱还会升高血压，加上大量的糖就不难解释流鼻血的现象了。除了巧克力，酒、辣椒、咖啡、鱼油也都容易引起流鼻血。此外，非常爱流鼻血的朋友建议去耳鼻喉科做一下检查。

9. 肉吃多了感到燥热、口渴

蛋白质消化、吸收、代谢时会消耗大量的水，同时高蛋白质的食物会使身体散热增加，营养学上叫作"食物热效应"。

10. 吃涮羊肉比吃鱼更容易上火

不同肉类的脂肪含量、脂肪酸比例都不同，羊肉含脂肪较多，以饱和脂肪酸为主，代谢过程中容易诱发炎症反应，鱼肉则是低脂肪、高 n-3 系多不饱和脂肪酸，有抗感染的作用。我们一般认为均衡的饮食结构中每天应食用畜禽肉类 40 ~ 75g，也就是不到二两，而涮羊肉的一盘肉常常是八两（400g）……

11. 吃完辣的第二天肛门烧灼

辣椒素受体被辣椒素激活后会产生痛觉，甚至刺激肌肉反应、加快血液流速，虽然不见得是坏事，但比较敏感的人还是容易引起不适。比如结肠细胞辣椒素受体被激活容易造成结肠运动变快甚至拉肚子，而肛门上也是有辣椒素受体的……

12. 宝宝眼屎多

成人眼屎多往往是感染性结膜炎的典型表现，严重的话应及时就医，预防上应注意勤洗手，不要随意揉眼，毛巾经常清洗、消毒。如果宝宝眼屎多的话，还可能是先天性的鼻泪管堵塞或是急性泪囊炎，应该去医院确诊治疗。

13. 宝宝容易便秘，吃了中药又拉肚子了

便秘先要考虑膳食纤维是否摄入充足，可以多吃一些青菜，还没有吃辅食的宝宝可以考虑乳果糖等膳食纤维药物。母乳中富含低聚糖（可溶性膳食纤维），这也是喂配方奶的宝宝更容易便秘的缘故。个人反对任何人群吃中药"润肠"。

<u>**总而言之，建议怕"上火"的你：**</u>

1. 多吃色彩丰富的蔬菜、水果。

2. 少吃甜食，将加工食品改为粗粮全谷物。

3. 少吃肥肉，拒绝油炸食品。

4. 保证休息和运动，以增强免疫力。

5. 饭后漱口，每天刷牙、用牙线。

建议已经"上火"的你：千万别硬扛着，快去找医生诊断清楚吧！

第四章

营养补充剂吃不吃

营养补充剂不能治病

营养补充剂又称膳食补充剂、饮食补充剂、营养素补充剂、营养品等。参考美国国会、美国 FDA、欧盟的相关规定，本文将"营养补充剂"定义为口服的含有补充膳食成分的产品，包括维生素、矿物质、氨基酸、纤维素、草药制品及其他许多可以广泛利用的成分。

营养补充剂有如下几个特点：

1. 它是作为膳食以外的补充，量较少（我国对营养素补充剂的要求是每日食用量冲剂不得超过 20g、口服液不得超过 30g）；2. 不以补充能量为目的；3. 剂型可以是片剂、胶囊、冲剂、口服液（不同于强化食品，载体并非食物）；4. 具体到我国的情况，部分补充剂可能是保健食品的形式；5. 口服，不同于肠外营养制剂（静脉营养）。

目前，还没有科学证据能证明大量服用维生素或矿物质能治疗癌症或其他慢性病，比如服用维生素 C 可能缩短感冒病程，但并不能预防。

均衡饮食第一位

营养学的一个信条："日常摄入的食物中包含机体所需营养物质。"

也就是说，对于健康人的营养来源，均衡饮食永远放在第一位。通过膳食选择达到膳食的平衡，达到营养的需求，这才是营养的最高境界。

对于大多数人来说，合理、均衡的饮食一般能够满足其对大多数营养素的需要，不应依赖营养补充剂。而且，天然食品各种营养素的配比有其合理性，补充剂虽然能提供部分维生素和矿物质，但食物提供的营养才是综合的。比如，许多植物性天然食物除了维生素、矿物质外，还含有营养价值非常高的膳食纤维、多糖、黄酮、多酚等。目前，还没有哪一款补充剂能完全弥补不良膳食结构所造成的不足。

至于怎样才算均衡的饮食呢？请参考"中国居民平衡膳食宝塔"。

既然均衡多样的饮食能够提供充足的营养素，那我还要花钱买营养补充剂做什么？

答案很简单，因为你的饮食结构常常不合理。

中国居民存在微量营养素缺乏问题

　　虽然临床上常见的营养缺乏病症已经比较少见了，但我国居民微量营养素的缺乏或边缘性缺乏问题一直较为严重，如维生素A、维生素 B_2、维生素 C、铁、锌、钙、维生素 D 等均存在一定的缺乏。《营养学报》发表的《1989—2009 年中国九省区居民膳食营养素摄入状况及变化趋势》若干系列研究得出结论：我国钙摄入不足的比例超过 95%，维生素 B_1 和维生素 B_2 摄入不足的比例均超过了 80%，其他情况则为：

　　锌：我国成年男性和女性锌摄入不足的比例分别为 69.2% 和 29.2%。

　　硒：我国成年男性和女性硒摄入不足的比例分别为 49.6% 和 65.4%。

　　镁：我国成年男性镁摄入不足的比例超过 55%，女性镁摄入不足的比例超过 43%。

　　维生素 C：我国 18 ～ 49 岁成年男性居民中只有 28.2% ～ 42.1% 的人达到了中国营养学会推荐的中国居民膳食参考摄入量（RNI，100mg），女性中只有 23.3% ～ 37.1%。

　　维生素 A：我国 18 ～ 49 岁成年居民膳食达到 RNI 的人群比例从 1989 年的 36.1% 小幅降至 2009 年的 32.9%。

　　也许你会说："我是懂得营养、知道该吃什么的人。"但可惜的是，知道和去做完全是两码事。虽然我们一直说要三餐合理、要吃健康食品，但实际上，我们往往并没有这么去做。

请你回忆一下昨天吃过的食物，再和膳食宝塔做一下对比。你吃了近 500g 的蔬菜吗？吃水果了吗？牛奶呢？蛋呢？究竟是主食吃够了 300g，还是吃了大量的副食？

再想想我们平时最爱的油炸小吃，夜宵时候的烧烤、米线等外卖快餐……均衡饮食对于我们常常是一种梦想。此外，食品在储存、加工和烹制过程中常常导致维生素不同程度的损失，食品安全问题也很令人担忧……我们有必要怀疑我们的饮食质量是否真的合乎要求。

综上所述，对于无法做到均衡饮食的人，适当吃些营养补充剂是有必要的。

营养补充剂真的有效吗

　　目前，已有足够多的证据表明，维生素和矿物质在部分癌症、冠心病、老年性白内障、2 型糖尿病、新生儿出生缺陷、肥胖症和骨质疏松症等防治方面扮演着重要角色，并在维护老年人的免疫力和认知能力方面发挥了重要作用。

　　对于服用营养补充剂，现在国际上公认的是以平衡膳食为基础，根据自身需要，按照合理剂量服用复合维生素和矿物质制剂，可补充膳食的不足。美国政府为了改善居民的营养状况，在 1994 年颁布了《营养补充剂健康与教育法》，加强对营养补充剂使用的指导。

　　不过，还要提醒的是，营养补充剂并不像白蛋白那样一服用就见效，而是需要长期有规律地服用才能够发挥作用。

人人都该吃营养补充剂吗？

　　如果有人告诉你任何人都需要营养补充剂，那他接下来的话你就可以都不用信了。

营养补充剂的适用人群

只有某些特殊状态下的人群，由于营养吸收少、消耗或者丢失过多，一般饮食很难满足其需求，才应当重点考虑服用营养补充剂。常见的有以下 10 种。

1. 有时，维生素或矿物质被用于满足营养素需要或治疗目的。

2. 准备怀孕的女性：服用 400 ～ 800 μg 的叶酸补充剂以避免胎儿出现某些严重的先天性缺陷。

3. 孕期或哺乳期女性：需要增加某些营养，尤其是叶酸和铁；如果含钙食物摄入不丰富，也要补钙。

4. 更年期女性：为了减少骨骼中钙的流失，除了食用含钙丰富的食物，还可以适量服用钙补充剂。

5. 减肥者：实施严格减肥方案的人（一天的热量摄入少于 1200kcal）。由于过度控制饮食会导致食物中营养素含量不足，建议服用复合维生素及矿物质补充剂。

6. 素食者：如果日常饮食中几乎不摄入奶制品及动物食品，则需要额外补充钙、铁、维生素 B_{12} 和维生素 D。

7. 新生儿：在生长发育快速阶段，维生素 D 常常不足，但要注意在奶量充足的情况下一般不需要服用钙补充剂，肋骨外翻、枕秃都不是缺钙的特异性症状。

8. 老年人和很少暴露于日光下的成人：可能需要维生素 D 补充剂。此外，建议 50 岁以上的成人从补充剂或来源丰富的食物中摄取维生素 B_{12}。

9.营养吸收不良患者：有些人存在健康问题，如消化或肝脏疾病会影响食欲，或者影响营养素的吸收、利用及排出；手术会提高对某些营养素的需求量，一些药物如抗酸剂、抗生素、缓泻剂和利尿剂会干扰营养素的吸收。

10．喝酒、抽烟、喝咖啡等精神紧张或生活压力大的人：这类人不仅容易罹患某些疾病，应激条件下体内的养分也很容易流失。不过，需要提醒的是，虽然服用维生素、矿物质补充剂是补给方法之一，但根本之道还是要戒掉这些不良习惯。

判断营养素缺乏的方法

当然，对我们个人而言，更重要的还是遵循个体化原则具体情况具体分析。那么，怎么知道自己可能缺什么营养呢?

一般来说，想知道自己缺什么营养，靠一般的检查很难确定，比较实际的有以下两种方法。

1. 膳食评价：到营养门诊，拿着自己常用的食谱请营养师做评价，看看是否缺乏某些营养素。另外，请营养师对你的食谱进行科学的调整。

2. 人体测量：根据具体的体征或是实验室检查进行分析。除了身高、体重、皮褶厚度以及一些生化检查外，世界卫生组织专家委员会建议特别注意以下13个方面，即头发、面色、眼、唇、舌、齿、龈、面（是否浮肿）、皮肤、指甲、心血管系统、消化系统和神经系统。

营养补充剂会不会引起不良反应

的确，近年来随着营养补充剂的迅速发展，出现了由于滥用一些维生素（如维生素 A）、矿物质（如硒）和氨基酸（如赖氨酸），体内营养平衡破坏以致中毒的情况。但基于目前众多的研究证据，我们认为只要摄入量不超过可耐受最高摄入量（UL）就可以认为是安全的。什么是 UL？后面会讲。

营养补充剂会不会引起不良反应？

服用营养补充剂是否有害是很多人所关心的问题。我们时不时地会从报纸、新闻上看到国外 ×× 机构研究发现补充维生素对身体健康无益，甚至有害的研究报告。然而，仔细分析研究实验背景以及条件就会发现：报告的研究对象大多是患肿瘤等各种疾病的中老年人，或者是处于高疾病风险的人（比如重度吸烟患者），而且所用的维生素种类十分单一，补充剂量却远远超过各国推荐的维生素摄入水平，部分剂量甚至高于治疗剂量，比正常人群的补充剂量高出几倍甚至十几倍。这种情况下得出的结论是比较片面的。

RNI、UL 的概念：

大家都知道某种营养素长期供给不足或过多，可能会产生相应的营养不良或营养过多的危害，因此营养学家提出了适用于各类人群的膳食营养素参考摄入量（DRIs）。DRIs 是在 RDAs 基础上发展起来的一组每日平均膳食营养素摄入量的参考值，包括 4 项内容：平均需要量（EAR）、推荐摄入量（RNI）、适宜摄入量（AI）和可耐受最高摄入量（UL）。其中，应用于营养补充剂的有两项比较重要：①推荐摄入量（RNI）；②可耐受最高摄入量（UL）。

　　RNI 的主要用途是作为个体每日摄入该营养素的目标值。而一个中国人每日营养素摄取量不能超过 UL（膳食含量＋营养补充剂含量＜ UL），只要每日摄入总量不超过 UL，基本上是安全的。

　　简单地说，对于个人而言，RNI 可以作为营养素摄入的目标，UL 用于检查摄入过量的可能性。

营养素使用不当的危害

　　擅自服用营养补充剂有可能对身体造成危害，因此服用营养补充剂前应严格查阅说明书或向医生、营养师咨询。

　　营养素使用过量

　　以一些常见的营养素为例：

　　1. 脂溶性维生素

　　由于是脂溶性维生素，维生素 A、维生素 D 不易快速从人体内排泄掉，因此 UL 值和 RNI 值比较接近，容易发生慢性中毒。

　　维生素 A 的使用剂量是 RNI 的 10 倍时，慢性中毒就可能发生。特别是孕妇早期若每天大剂量摄取，其分娩出畸形儿的相对危险度是 25.6。摄入普通食物则一般不会出现问题。

　　维生素 D 过量的不良反应包括肾损伤并减少骨密度。不过，日常补充只要每天摄入不超过 4000IU（IU，即国际单位）就不用担心。

　　维生素 E 具有多种生理功能，而抗氧化作用是其最主要的功能，对润泽肌肤有一定功效。它的毒性在脂溶性维生素中相对较小，但长期服用大剂量维生素 E 也会引起各种疾患，其中较严重的主要有血栓性静脉炎及肺栓塞，并出现头痛、腹痛、腹泻、肌肉衰弱及视力障碍等。

　　2. 水溶性维生素

　　以维生素 C 为例，RNI 值是 100mg／d，UL 值为 2000mg。

因此，虽然可能一瓶果汁饮料中起抗氧化作用的维生素 C 都超过了 RNI 值，但由于它是水溶性维生素，多余的量会随着尿液排出，并不容易发生中毒的现象。随着维生素 C 摄入量升高，有时还会带来种种好处。比如一项临床试验显示，维生素 C 日摄入量每增加 500mg，痛风危险就会下降 17%。与每天补充维生素 C 不足 250mg 的参试者相比，每天补充至少 1500mg 维生素 C 的参试男子痛风危险降低 45%。不过，超大剂量的维生素 C 仍有包括腹泻在内的诸多不良反应，最明显的是长期补充 1g 以上维生素 C 会增加患肾结石的风险。2013 年 3 月 11 日，《美国内科学年鉴》发表的一项前瞻性研究显示，每天服用 1000mg 以上维生素 C 的男性人群，其肾结石发病率为不吃维生素 C 补充剂人群的 2.23 倍。复合型维生素补充剂则与肾结石风险无关。鉴于高剂量的维生素 C 益处尚不明确，并不推荐普通人尤其患过肾结石的人大剂量服用。另外，还要提醒的是有些人吃维生素 C 补充剂吃的是泡腾片，泡腾片中由于剂型需要往往钠含量很高（一片可能有 400mg），因此不建议长期服用。

维生素 B_6 是极少数有可能导致中毒的水溶性维生素之一。大于 2000mg 的剂量可导致神经中毒的症状（一般维生素 B_6 药品一片 10mg）。

3. 钙

人们能耐受的日补钙剂量高达 2000mg。曾经有人担心大量补钙会增加患肾结石的危险，但也有实验显示补充钙剂有降低患肾结石的可能性。日钙摄入量在 1000mg 以内绝对是利大于弊的。

4. 铁

对于喜欢吃肉的成年男性来说，一般饮食中的铁已经足够了，补充无机铁有可能增加男性患心脏病的危险。还有一些人担心补铁实际上是加速氧化，如果没有贫血又有家族阿尔茨海默病就没必要补充了。

5. 碘

加碘盐的使用已经基本消除了成年人碘缺乏病。日服用碘的剂量大于 750mg 时可以促进甲状腺分泌，有甲状腺疾病的患者应遵医嘱。研究结果表明：大量补碘可以使皮肤出现许多粉刺状的丘疹。不过，孕期女性还是不要因噎废食。

营养补充剂之间以及营养补充剂与药物的相互作用

1. 大量服用某种营养补充品可能会阻止身体对其他营养素的吸收。比如，大量摄取钙会抑制铁及其他微量元素的吸收，过量补充锌会减少高密度脂蛋白，并破坏免疫系统、减少铜含量等。

2. 抗凝血药物如华法林与同样抑制血凝的补充剂，如高剂量维生素 E、菊科植物、鱼油、大蒜或银杏合用，会增加胃出血的风险。有时，补充剂可抵消药物的作用。例如，有刺激免疫系统倾向的补充剂如维生素 E、锌或草药紫锥花，能影响抑制免疫系统的药物作用，如环孢霉素类药物。

"天然"两字有多重要

我们常常在超市或者药店看到各种各样的营养补充剂，其中很多带有"天然"的标签。下面，我就来解释一下"天然"二字。

1. 现在还没有哪一种营养补充剂能够完全达到天然食物的营养。

2. 现在所说的天然植物萃取物，大多采用超临界流体萃取法(SFE)，用低温高压的超临界态的二氧化碳萃取，所以就不存在溶剂残留问题了。

3. 对大多数维生素来说，合成的与天然的除在来源上不同之外，它们的化学结构、生物活性及在人体的吸收、利用上并无很大差别。但是，维生素 E 和作为维生素 A 原的类胡萝卜素是个例外。合成维生素 E 和天然维生素 E 不但在来源上有差异，而且分子结构上有差异，生物活性有差异（天然的生物价约是合成的 2 倍），在体内的吸收也有差异，从母体传输到子宫胎儿的途径也有重要差异。

4. 有的天然提取物吸收利用率反而比化合物低，比如叶酸。

怎样选购营养补充剂

如何判断营销人员的可信度

很多时候，会遇到有人向你推销营养补充剂，判断他的介绍是否可信可以参考以下几点：

1.推荐该补充剂的人有什么专业资格或者学位？从哪个专业团体或者院校取得的此资格？ 2.鼓励长期渐进性地改善，还是宣称服用后在身体上有立竿见影的效果？ 3.是否认同均衡饮食的观点，还是特别强调某一营养素或者保健食品的功效？ 4.是鼓励同时食用一般的食物，还是只强调服用昂贵的补充剂？ 5.介绍产品的过程中，是否经常贬低一般食物的营养价值？

自主购买营养补充剂的流程

科学选购营养补充剂的流程应该是这样的：

1.检测现有的饮食生活习惯，调整不充足的食品量。2.检查自身近来的自觉、他觉症状。3.进行饮食调查和观察自觉、他觉症状后，考虑是否真的需要营养补充剂、需要哪种。4.对比营养补充剂的成分、含量及摄取量（或选用复合型营养素补充剂）。5.在营养素过剩时，要分析其原因，并中断补充剂的服用（特别是对脂溶性制剂）。6.遵守说明书或标签上的剂量指示，并按注意事项服用。

常见营养补充剂的使用要点

在美国，使用营养补充剂的成年人约有 52%，在德国有 43%，在澳大利亚 43% 的 65 岁以上的老年人使用营养补充剂。而在中国，根据相关资料显示，北京的城市居民仅有 10% 在过去一年内至少一次使用过营养补充剂。可以说，学会如何正确使用营养补充剂在未来将会成为一种趋势。

★微量元素

总的来说，遵照营养学会发布的营养标准，认真阅读说明，看清楚制剂中各种维生素的配比含量，根据自身实际情况（比如饮食结构、生活方式）进行选择就可以了。

对于微量元素，我有这么几点建议：

1. 尽量通过均衡饮食补充。

2. 每天坚持吃复合维生素、矿物质补充剂，以避免饮食不均衡带来的后果。

3. 注意防晒的同时补充维生素 D，最廉价的是鱼肝油。

4. 维生素绝对不是多多益善，警惕大剂量补充，至少饮食加补充的剂量控制在 UL 值以下。

比较合适的服用时间如下：

1. 绝大部分维生素（特别是脂溶性维生素）和矿物质类营养品（复合维生素、钙片等）最好在饭后服用。目的是为了使营养素在肠中停留较久的时间，以增加吸收的效率。

2. 最好将营养补充品和药品分开服用，至少间隔 30 分钟。

3. 钙片一般剂量较大，可以分两次在中午和晚上服用。

4. 铁剂空腹时服用效果较佳，但如果出现恶心症状可改为与食物一起服用。

5. 锌剂适合与食物一起摄取，不过需要注意的是，如果吃的食物不够，可能会引起恶心症状。

★ 蛋白粉

很多人希望借助蛋白粉来"增进营养、提高免疫力"，但人们究竟是否需要补充蛋白粉？补充蛋白粉对人体有何影响？这些都是需要弄清楚的问题。

蛋白粉适合什么人服用？

所谓蛋白粉，一般是采用大豆分离蛋白或乳清蛋白，或几种蛋白的组合体构成的粉剂。其用途是为缺乏蛋白质的人补充蛋白质，如创伤、烧伤、肿瘤放疗和化疗患者等，还有吃不下太多食物的胃肠道功能较弱的老年人、胃病患者。既想获得蛋白质又不想摄入脂肪的健身人群，或者懒得煮鸡蛋清、啃鸡胸肉的人，也可以考虑适量补充。

蛋白质不足（而非其他不足）者才需要补充蛋白质（而不包括其他营养素）。可以说，蛋白粉并非一种适于所有健康人的补充剂，它的适用对象是某些疾病群体及处于特定生理及年龄阶段的个体。在营养学上，将蛋白粉制剂归于"组件"制剂，即仅仅作为整体营养中的一个组成部分，而不承担补充全部营养的责任。

正常人为什么没必要食用蛋白粉？

目前，营养学专家认为，健康人长期处于高蛋白状态不仅没有必要，而且于机体有害，会加重肾脏负担。

举个例子，一个体重 70kg 的健康成人，其每日所需蛋白质的量，按每公斤体重计算为 0.8 ~ 1.0g，即总量为 56 ~ 70g，这些蛋白质完全可以通过日常膳食来满足。每日进食 300g 主食、1 ~ 2 袋鲜牛奶（即 250 ~ 500ml）、1 个鸡蛋、150g 瘦肉、100 ~ 150g 豆类制品等，就足以补充健康人每日所需的全部蛋白质。如果在此基础上再进补蛋白粉，就可能导致蛋白质摄入量超标，从而使人体处于一种"高蛋白负荷"的状态。

怎样挑选蛋白质粉

1. 优先选择动物蛋白。

蛋白质粉有植物蛋白（如大豆蛋白）和动物蛋白（如乳清蛋白）两大类。相比较而言，乳清蛋白提供的氨基酸种类和比例更接近人体所需要的模式，消化、吸收利用率较高。大豆蛋白虽然是优质植物蛋白，可是 8 种必需氨基酸中蛋氨酸含量不足，影响其功能发挥。

要特别注意是否去掉了大豆中的胰蛋白酶抑制剂，小心胀气。

2. 对比蛋白质含量和氨基酸种类。

优质的蛋白质粉其蛋白质的含量会达到 80%，此外就是看是否含有人体必需的 8 种氨基酸。

3. 由于现在类似产品很多，尽量选择那些有良好口碑的品牌。

★抗氧化制剂

科学研究证实，维生素 C、维生素 E、类胡萝卜素、叶黄素、番茄红素、花青素、谷胱甘肽、硒等抗氧化成分，对中老年人年龄相关的眼部黄斑变性等的症状改善有一定帮助，但是对于预防肿瘤、心血管系统疾病方面并没有发现非常明显的益处。

患病期间，请在专业人士的指导下调整服用量。一般情况下，按照说明书建议的剂量服用即可。此外，如果正在服用抑制脂肪吸收的产品，请勿服用维生素 E。

最后提醒大家：

只有在拥有平衡膳食、充足锻炼、愉悦心情的基础上适当使用营养补充剂，才是保持健康、预防慢性病的正途。

强化食品是好是坏

很多人可能都对"强化食品"这个词感到陌生，其实我们每个人几乎每天都会吃强化食品，加碘盐就是最常见的一种。此外，铁强化酱油、高钙奶、高钙饼干、维生素 C 饮料、维生素 A 食用油、维生素 AD 钙奶等在超市里也常见。

按照国家标准的相关定义，强化食品是指按照有关食品营养强化剂使用标准的规定，加入了一定量的营养强化剂的食品。这其中的营养强化剂是指为了增加食品中的营养成分而加入到食品中的天然或人工合成的营养素和其他营养物质。

如果把概念泛化一些，强化食品可以说古来有之。中世纪的欧洲就有个偏方：把生锈的钉子插入苹果，过一段时间再把钉子拔出来，把苹果喂给那些虚弱的妇女。显然，这里的铁钉为苹果强化了铁元素，因此对于治疗缺铁性贫血有一定的意义。

不过，这里我还需要顺便提醒一下，除了动物性食物中的血红蛋白结合铁，其余来源的铁元素包括铁锅、各种植物往往吸收率都很低，不宜作为常规补铁的途径。

强化食品的目的在于预防营养缺乏。由于其不影响一般的饮食习惯，因此很适合长期、平稳补充。相对于摄入补充剂、改善膳食结构以及宣讲营养知识等，进食强化食品是最为经济、可控和可持续的营养改善方式。

像叶酸是一种非常重要的维生素 B 族营养素，可以预防胎儿神经管畸形，常规建议孕妇在怀孕的前三个月每天摄入

400 ~ 800 μg 的叶酸。可是，天然食物中的叶酸很容易被破坏，作为准妈妈又不能提前预知自己哪天成功受孕，因此在面粉中加入叶酸是美国坚持了多年的政策。

至于坏处，就是如果方案不当会造成一定的浪费，由于每个人不同的营养状况有时也得考虑过量的风险。现在，有不少专业人员把注意力投向了强化食品，希望全面推行。比如上述面粉中强化叶酸的例子，我国吃米饭的人也有很多，推行叶酸强化面粉很容易造成民众叶酸摄入量的严重不均，进而影响其他营养干预策略。像我每天喝牛奶量很大，就没必要再买含钙量仅高 10% 左右的高钙奶了。女性或是年纪大的人更容易贫血，就更应当选择铁强化酱油，而男性由于失血机会很少反而应当提防过多的铁成为氧化来源。还有甲亢患者不需要碘盐，肾脏病患者不该选择低钠盐，等等。

那普通消费者如何了解自己的身体状况，从而选择正确的强化食品呢？如何能分清症状再补充呢？

维生素 A：如果感觉自己出现皮肤粗糙、瘙痒的症状，指甲上出现深刻的白线，头发干枯，记忆力减退，就应该考虑补充一些维生素 A。

维生素 B_2：如果经常出现口角发炎以及各种皮肤性疾病如皮肤炎等，则应补充维生素 B_2。

维生素 C：如果经常出现牙龈出血，总是感到疲劳以及抵抗力低下，则应该考虑补充维生素 C。

维生素 D：对于生长发育期间的儿童和骨质流失比较严重的老人来说，适当补充维生素 D 是非常有必要的。

说了半天好处，很多人关心如果某种微量元素补充过多能不能被完全吸收？是否会有负面影响？其实，任何营养成分都不可能百分之百地被吸收。对于健康人而言，在正常推荐的食品摄入量下，市面上的强化食品一般都不会造成不良反应。一般来说，强化食品中营养素的剂量都是经过精心设计的，比如铁强化酱油。一般认为每日低于 10mg 的铁摄入量容易出现不足，高于 30mg 可能会有风险。而按照一般人酱油的使用量计算，通过铁强化酱油大约能获得 4mg 的铁，对于满足必需的需要量很有意义，距离 30mg 又还有差距。当然，最好是去营养门诊就医，听取营养医师的建议。

最后再提醒一下，"亚健康"与生活方式不当、遗传、环境因素息息相关，光靠某一因素很难起到决定性作用。按照"中国居民平衡膳食宝塔"的结构调整饮食，应该就不会出现营养缺乏了。换言之，普通食品只要搭配合理也是可以满足健康需要的。

吃素的人吃点儿维生素 B_{12} 吧

素食现在似乎成了一种潮流。

作为一名营养师，一般来说我其实是反对素食的。确实有一些国内外的权威专家学者表示素食者理想状态下仍然可以很健康，包括中美"膳食指南"中也有对于素食人群如何实现健康饮食的建议。但毕竟素食抛弃了一大类食物来源，就算通过精细的搭配可以在满足日常营养需求的同时带来一系列好处，普通人也很难做到。尤其是我在门诊见过很多年轻女性误以为素食的好处通过不吃肉就可以获得，从而出现贫血甚至影响怀孕。且不说铁、锌等矿物质，就拿维生素 B_{12} 来说，素食者就很容易缺乏。

除了素食者，正常人很少缺乏维生素 B_{12}，一般是在老年人，以及自身免疫性疾病、萎缩性胃炎的患者中出现症状，其症状包括恶性贫血、神经系统损害以及高同型半胱氨酸血症（这种现象会增加患心血管系统疾病的风险，有些知名营养学家在推荐素食的同时建议大量服用维生素 B_{12}，以降低血液中的同型半胱氨酸浓度来减少患心血管系统疾病的风险，不过这也不是业内主流观点）。

20 世纪 30 年代，美国内科医生卡斯尔发现正常人胃中的一种物质在恶性贫血患者的胃分泌中很难获得，而这类患者在吃过动物肝脏后病情能迅速得到缓解。最终在 1949 年，有医生分离出了这类被称为维生素 B_{12} 的物质。维生素 B_{12} 常见于动物的肝肾脏、肉类、蛤类、蛋、奶等食物中。维生素 B_{12} 之所以很难从植物中获得，是因为反刍类动物的胃以及这些动物肠道中的细菌、放线菌等微生物才是合成维生素 B_{12} 的根本渠道。而且，搞农业的都知道，要想让家畜不贫血，饲料中还得含有钴（维生素 B_{12} 是唯一含有金属元素的维生素，又叫钴胺素）。至于咱们买的维生素 B_{12} 药片，则大多是通过脱氮假单胞菌发酵生产的。

总之，如果你坚持素食，至少去买瓶维生素 B_{12} 服用吧。

素食与性格：如果曹操不吃肉？

很多人想必对曹操奸猾狡诈的性格印象深刻，《三国演义》中有一件事最为典型。当年，曹操刺杀董卓不成，单骑逃出洛阳，在投奔曹父之友吕伯奢之时受到了热情款待，却只因听到后厨磨刀的声音，疑虑之下便操刀将吕家八人全部杀死。甚至在明知冤枉了对方的情况下，由于怕泄露消息干脆将为他买酒而归的吕伯奢本人也给杀了，说道：“宁教我负天下人，休教天下人负我！”

罗贯中对此事的评语是：“设心狠毒非良士，操卓原是一路人。”曹操极端利己主义者的形象跃然纸上。尽管小说和史实中的人物往往会有出入，但身处东汉末年的曹操是一位争强好胜的枭雄却是不争的事实。

有的人就提出了假如只给曹操吃素，素食的饮食习惯会不会改变他的性格，进而影响决策，历史会不会就此改写呢？

俗话说：“狼走千里为吃肉。”很多人都认为素食和温和的性格存在莫大的联系。在自然界，大多数肉食动物居于食物链的上端，要生存下去必须做一些“残忍”“血腥”的事情，而那些食草动物，特别是哺乳动物则给人以温顺的印象。很多人习惯以此做类比，告诉别人吃素以后性格也会有如此变化。可惜的是，事实并非如此简单。

饮食是人们与外界进行物质交换的主要途径，很多研究证实饮食结构会影响人的情绪，比如长期食用营养成分单一的垃圾食物容易增加暴力倾向等。不过，人的性格却是由包括先天遗传、社会环境在内的众多因素共同影响的。

从营养角度来说，广义上的素食是指拒绝将动物身体作为食物的一种饮食模式。好的素食不是只把肉制品从食谱中去掉那么简单，而是将各种植物性食物结合自身情况进行合理搭配，从而满足人体的正常需要。研究发现素食可以有效地降低血压和血胆固醇（胆固醇只在动物性食物中存在），并没有证据证明青壮年吃素会影响到性格。

究其原因，很多情况下并不是素食使人心境平和，而是素食的文化带给人们善良、朴素、坚韧、纯净的人生态度。

鱼油那些事儿

鱼油那些事儿

- **鱼油是什么**
  - 鱼油功能性成分
    - 鱼中的脂肪
    - 获得：鱼、胶囊
    - ω-3脂肪酸
    - 国人饮食中植物油摄入较多，相对ω-6系脂肪酸过多，更应重视ω-3脂肪酸
    - 富含ω-3脂肪酸：鲭鱼、金枪鱼、三文鱼、鲟鱼、凤尾鱼、沙丁鱼、鲱鱼、鳟鱼
    - 以上2两约含1g ω-3系脂肪酸
    - 低汞：小型鱼、三文鱼最佳
    - 鱼类尽量蒸、煮、烤、油炸不健康
  - 胶囊
    - 原料：鲭鱼、鲱鱼、金枪鱼、比目鱼、鲑鱼、鳕鱼肝、鲸脂、海豹油
    - 少量维生素E抗氧化

- **哪些人不用吃**
  - 《中国居民膳食指南》建议每天食用75~100g的鱼虾
  - 鱼油很容易氧化，吃鱼比胶囊更高效
  - 不吃鱼的人考虑亚麻籽油和坚果
  - 1岁以内的婴幼儿
    - 母乳或者含DHA的配方奶粉+辅食喂养充足
    - 不需要补充剂
  - 个人建议每周吃2次鱼，每次1个扑克牌盒体积
  - 食物不够再考虑补充剂

- **鱼油有什么用**
  - 切实有效
    - 降低甘油三酯：美国FDA批准多种鱼油类药品用于治疗严重的甘油三酯血症
  - 似乎有效
    - 心脏病：吃鱼或者鱼油有助于预防、降低已经得病的死亡风险；已经吃药的如他汀类，吃鱼油可能就无效了
    - 高血压 - 有助于扩张血管
    - 类风湿性关节炎 - 缓解晨僵
    - 痛经：与维生素B$_{12}$合用减少疼痛时间，和止疼药一起服用
  - 可能有效
    - 中风
      - 每周吃一两次鱼降低27%中风风险
      - 吃非常多的鱼反而增加中风风险，甚至高达2倍
    - 注意力障碍：8~12岁多动症儿童改善思维和反应能力
    - 动脉粥样硬化：鱼油似乎有减缓甚至轻微逆转冠状动脉粥样硬化的作用（对颈动脉无效）
    - 肾脏疾病
    - 减肥 - 对超重和高血压人群有助减肥和降血糖
    - 子宫内膜癌
    - 高胆固醇症
    - 哮喘
    - 癌症相关的体重丢失
  - 可能无效
    - 心绞痛
    - 牙龈炎
    - 肝脏疾病
    - 预防偏头痛
    - 运动引起的肌肉酸痛
    - 乳房疼痛
    - 胃溃疡
    - ……
  - 似乎无效
    - 2型糖尿病
  - 尚无足够证据
    - 过敏 - 部分研究认为孕期服用鱼油可减少孩子过敏
    - 阿尔茨海默病 - 初步证据
    - 预防癌症
    - 慢性疲劳综合征 — 结果不一致
    - 抑郁症
    - 干眼症
    - 白内障
    - 溃疡性结肠炎
    - 精神分裂

- **鱼油安全吗　这类人应小心**
  - 风险源自原料
    - 鲨鱼、鲭鱼和养殖鲑鱼
    - 鱼油补充剂通常不含有污染物
  - 高剂量
    - 增加出血倾向
    - 降低免疫系统活性（器官移植者注意）
    - 降低机体抗感染能力
  - 肝脏疾病 - 增加出血
  - 鱼类海鲜过敏
  - 糖尿病：高剂量鱼油可能影响血糖平稳
  - 高血压：吃着降压药的人，个别可能血压过低

- **购买时注意**
  - 鱼肝油
    - 成分
      - 鱼肝油不是鱼油
      - 含维生素D和维生素A
      - 婴幼儿预防佝偻病应该吃鱼肝油而非鱼油
      - 对于没有维生素A缺乏风险的人，纯维生素D比鱼肝油更好
  - DHA制剂
    - DHA，无EPA
    - EPA可能增加出血倾向，不适用于婴幼儿（对老年人来说就是抗血栓的优点）
  - 剂量
    - 用于3岁以上
    - 普通成人200mgDHA足矣（不吃鱼的人一天1g鱼油）
    - 3g以内安全
  - 种类
    - DHA分鱼油来源和藻类来源，藻类在食物链底端较为纯净，不易过敏
  - 渠道
    - 大品牌一般更可靠
    - 国内保健食品
      - 确认没有超范围宣传
      - 在CFDA网站上查询批号和允许的功能宣传，一般只允许宣传"调节血脂"
    - 进口：有USP认证的更可靠
  - 最好咨询医生或营养师

保养篇

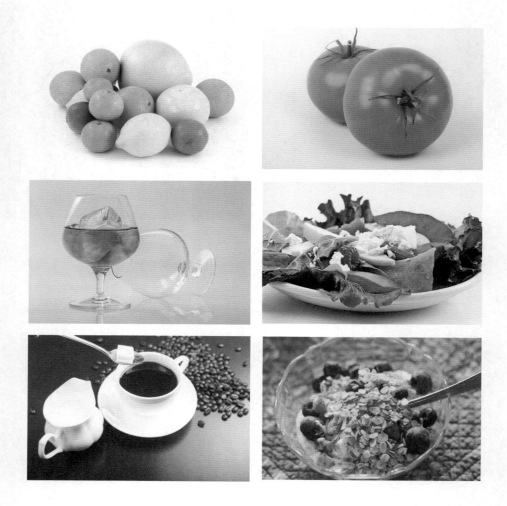

第五章

工作狂人的营养清单

"时髦"族群营养指南

夜猫族："不能睡和睡不着"

不熬夜的人是幸福的，熬夜的人是需要关爱的。

熬夜前要知道的 9 个提醒：

1. 不要靠吃泡面来填饱肚子，泡面所含脂肪、盐太多。尽量以水果、面包、清粥和小菜来充饥。有热的东西吃最好（冬天熬夜的同学对此肯定更有体会）。

2. 维生素 B 族制剂，有助于改善能量代谢、缓解疲劳。

3. 提神饮料，最好以无糖饮品为主，热水也很好。

4. 熬夜前千万记得卸妆或者把脸洗干净。

5. 注意保暖，不要冻着肚子。

6. 第二天的早饭一定要吃饱，不要吃凉的食物。

7. 熬夜之后，第二天中午千万记得打个小盹儿。

长期熬夜者的日常保健：

1. 营养上要补充富含蛋白质、脂肪和维生素 B 族的食物，如牛奶、牛肉、猪肉、鱼类和豆类等，也可吃点儿坚果，如核桃、大枣和花生等，可以更好地应对疲劳。熬夜工作者要摄取充足的维生素 A，所以要多吃胡萝卜、韭菜、猪肝、西蓝花等富含维生素 A 或胡萝卜素的食物，直接吃点儿鱼肝油也不错。

2.加强锻炼身体，熬夜中如感到精力不足或者欲睡，就做一会儿体操、打一会儿太极拳或到户外活动一下，提高血液中的氧含量。

3.调整生理节律。长期熬夜者应根据作息列时间表，并不断修改至适应，比如起床后喝一杯咖啡，晚餐后早点儿上床睡觉等。

4.消除思想负担。长期熬夜者切忌忧虑和恐惧。

5.熬夜之后，最好的补救措施自然是"把失去的睡眠补回来"。

改善睡眠的 19 个技巧

我们的一生有近 1/3 的时间是在睡眠中度过的。对于成年人来说，每天睡 7 ～ 8 个小时比较合理，青少年则应保证 9 小时睡眠，老年人由于睡眠质量下降、醒得比较早，但同样应保证睡眠时间。

睡眠不足会有什么后果？

免疫力下降，频繁感冒，血压升高，心血管系统疾病高发。

生物钟不规律导致癌症发病率增加。

压力增加使得人们更难抵御高糖、高脂食物的诱惑，诱发肥胖。

语言能力、思维能力下降，工作效率降低，进一步挤占睡眠时间。

……

此外，睡眠时人体副交感神经兴奋，可以使皮下毛细血管血流量增加，进而让皮肤得到更充分的营养，而长期睡眠不足的人往往铅华难掩倦容。

怎么办？给你以下建议。

白天：

1. 起床后尽快接触阳光 5～30 分钟以唤醒身体。

2. 固定时间睡觉、起床，别总想着等到周末"补觉"，那样反而会打乱生物钟，可以用一些手机软件设置定时促进自己规律作息。

3. 午睡有助于提高下午工作的精力，但时间不宜过长，以20 分钟为宜。

4. 担心晚上睡不着的人下午 3 点以后不要喝咖啡和茶，也不要睡觉，实在觉得困可以喝杯冰水提神。另外提醒一下，部分感冒药也是含有咖啡因的。

5. 及时清洗你的床垫、枕套……

6. 肥胖（BMI ≥ 28）的人注意减肥以预防阻塞性睡眠呼吸暂停。

夜晚：

1. 卧室里尽量别放发出声响和光亮的物体，睡前 2 小时就把房间光线调暗。

2. 过了半夜 12 点就别再看表了，以免想着几个小时后就要起床工作，增加焦虑感。

3. 经常性的体育锻炼有利于睡眠，但是睡前 2 小时应避免剧烈运动。

4. 任何时候吸烟都有害健康，睡前 4 小时吸烟，其中的尼古丁更会影响睡眠。

5. 睡前小酌看似舒缓神经，实际很容易导致睡不安稳。

6. 正常人一天至少应喝 1500ml 水，容易起夜的人晚上则应少喝。

<u>睡前：</u>

1. 可以在睡前吃一些富含碳水化合物的零食，升高血糖有助于大脑内 5- 羟色胺的分泌，帮助安眠镇静。平时也可以吃一点儿维生素 B 族补充剂。

2. 上床前洗个热水澡让肌肉放松。

3. 如果你因为腰椎不好睡觉时难受，可以试着在硬板床上侧卧，并在双腿之间夹一个枕头。

4. 睡觉时脑袋别歪着，找一个合适的枕头。枕头的形状最好与你的头颈部贴合，均匀分担你头部的重量。

5. 床只能用于休息，别养成在床上吃饭、看书、看电视的习惯，强烈建议上床后把手机关掉。

6. 如果担心自己由于听到一些信息量很大的声音睡不着，可以考虑戴上耳塞，或是打开电脑机箱、风扇等刻意制造出噪声来掩盖其他噪声。如果你经常坐飞机，我建议你买一个主动降噪耳机。

7. 实在睡不着，可以起来做一些舒缓的活动，看书也比在床上辗转反侧强。

以上是改善睡眠的几个建议，如果你的睡眠问题很严重，建议去神经内科就诊（很多医院有睡眠门诊）。

加班族："高压工作吃什么"

<u>应激下奋斗：</u>

1. 调整体内脂类代谢，少吃饱和脂肪酸，补充维生素 A、维生素 C、维生素 E。

2. 少吃高 GI（血糖生成指数）食物。

3. 注意补充鱼、谷类和大豆。

4. 服用维生素 D 补充剂。

<u>加班时，咖啡喝多了很亢奋：</u>

没有方法可以缩短咖啡因作用的时间，但你还要忍受这些症状。散散步或者听听舒缓的音乐——任何能让你放松下来的事情都能帮助你对抗紧张和焦虑，静待咖啡因的作用慢慢消退。

应酬族："这酒不喝不行"

喝酒对全身诸多器官都有损伤，少喝酒以及酒后及时催吐等方式有助于减少酒精对人体的伤害。不得不喝酒的人只能平时多吃蔬菜、水果减少氧化损伤，保证低脂、高蛋白质的瘦肉及去皮禽肉、鱼肉的摄入为肝脏提供养分，同时注意多运动增强心肺功能，提高对酒精的耐受能力。目前没有有效的"解酒药"，如果你酒后第二天醒来头疼，可以适当补水。

外食族："我是厨房绝缘体"

外食族的特点：

外卖也好，亲临餐厅也罢，反正"我是厨房绝缘体"。你忙了一整天，中午吃的两口外卖还没有回味出什么味道，晚上还得陪客户吃饭。唉，已经不记得有多少天没在家吃饭了……或者你是嫌在家做饭太麻烦，垂涎于餐厅大厨的手艺。

营养陷阱：

一个人的工作餐总不能点很多道菜吧？饭局上的大鱼大肉不吃浪费了，多可惜啊！爱吃烧烤没什么大不了吧？殊不知为了保证食物美味可口，很多饭店的招牌菜都采用了煎、炒、炸的方法，盐、鸡精、色素使用得也多。看看盖浇饭上的那一层亮油，就连浓浓的白色鲜汤，也是由脂肪微粒组成的。你被美味佳肴吸引的同时，慢性胃肠炎、高脂血症、肥胖也都紧随其后。

营养补充清单：

1. 在外就餐应尽量挑选清洁、卫生的就餐环境，远离煎、炸菜品，多吃蒸、煮菜品，用清淡和多菜品的套餐取代单一的菜品。小吃则建议在正规店铺购买当天手工制作的食品，减少摄入不合格原料与防腐剂等添加剂超量、超范围添加的风险。

2. 聚餐时先吃点主食再吃菜，这样可以增加一些饱腹感，减少多油、高脂菜肴的摄入，必要时可用白水涮去菜肴上过多的芡汁、油脂和盐。

3. 考虑到饮食结构的不合理，外食族的你很有必要每日服用1粒含多种矿物质和维生素的复合型营养补充剂。

食草族："肉嘛，能不吃就不吃"

食草族的特点：

不管是红肉、白肉，总之看到肉筷子就绕道而行。或许你是为了穿上那件心爱的小礼服，让自己也能当一回 party 女王，又或者你是为了追求一种饮食风尚，反正只有蔬菜才能进入你的法眼，而且油越少越好。肉嘛，能不吃就不吃。

营养陷阱：

食草族的健康既是最不需要旁人担心的，又是最需要担心的。合理的素食明显对于心血管系统疾病等常见慢性病以及癌症预防有益，而需要担心的是，对于严格的素食者而言，钙、锌、铁和维生素 D 都很难摄取充足，更不用说维生素 B_{12} 这种几乎只在动物性食物中存在的营养素了。因此，食草族往往感觉到疲倦乏力、皮肤和头发缺乏光泽。

营养补充清单：

1. 作为食草族，每日需要 300g 以上的牛奶或者酸奶、100g以上的豆制品，尤其是尽量多吃一些发酵豆制品，其中维生素 B_{12} 等营养素含量会高一些。除此之外，还需要 300g 以上的全麦面包、馒头或薯类，500g 以上的深绿色蔬菜，250g 以上的水果。在这基础上再来一把坚果，比如杏仁、核桃等，外加日晒半个小时就可以满足绝大多数营养需求了。

2. 对于女性来说，铁是一种非常重要的营养物质。相比素食中的铁，肉类中的铁更易被人体吸收和利用，因此，必须适当地摄入一些肉类，如牛肉、鸡胗、鸭胗等都是不错的选择。

精细族："我喜欢精致的东西，吃的也不例外"

精细族的特点：

"我喜欢精致的东西，吃的也不例外。"

你坚信，一个人的生活品位可以从饮食看出来。你秉承精益求精的观念，想方设法通过精雕细琢的料理品味生活情趣，力求每一道菜都下足功夫，色香味形必须样样俱佳。孔子不也说"食不厌精，脍不厌细"吗？

营养陷阱：

事实上，人类的进化过程决定了感官感受到的食物美味大多来自糖和脂肪。烹调功夫下得越多，营养成分也就流失得越多。最常摆在饮食精致主义者面前的健康问题就是便秘，原因是食物在加工过程中损失了大量膳食纤维以及维生素 B 族。同时，高脂肪饮食也导致肠道胆汁酸浓度升高，对肠黏膜造成损伤，进而导致肠道菌群失衡。过于精细的食物，残渣还容易残留在牙齿上，产生酸性物质，对牙齿造成伤害。

营养补充清单：

1. 你一定要养成饭后漱口的好习惯，爱吃精美糕点的你要让自己尽早喜欢上粗粮全谷物的味道。比如糙米饭、荞麦面、玉米等都是不错的选择，或者适当选择维生素 B 族补充剂。

2. 绝大多数天然色素都含有抗氧化成分，你自己做菜时尽量多选择深色的蔬菜、水果。

3. 已经便秘的你每日一杯益生菌含量高的酸奶必不可少，并多吃一些豆类、薯类和菌类食物。这些食物与蔬菜、水果都是膳食纤维的良好来源，可以让你的肠道动起来。

4. 假如实在难以拒绝精美食物的诱惑，那不妨通过增加运动量来抵消高糖、高脂食物的影响。

宅人族："生命在于静止"

宅人族的特点：

你早已习惯于一个人在家舒舒服服地穿着睡衣过一整天，

慵懒地享受现代科技带来的精神愉悦。然而，作息时间不规律、户外运动缺乏、用电脑时间长，渐渐让你和臃肿的身材以及大大的眼镜形影不离。

营养陷阱：

你是否有过被精彩的电视剧情节吸引，而在吃饭时将食物随意吞下肚的情况？研究表明，充分咀嚼让食物在口中停留的时间延长，可引起消化系统激素的改变，从而诱发中枢性抑食作用。但当你的注意力被电视吸引时，你很容易不自觉地吃下比计划多得多的食物，长期下去怎么会不胖呢？宅人们往往长时间盯着屏幕，消耗了大量的维生素 A，缺少户外活动，人体难以合成充足的维生素 D，加上饮食难有保障，不少人都是饮料加泡面度日，容易出现精神不振，皮肤暗淡、粗糙，甚至脱发的问题。

营养补充清单：

1. 要想避免宅生活对皮肤的损伤，首先应当及时调整体内脂类代谢，补充维生素 A、维生素 C、维生素 E，所幸这些都可以通过牛奶、鸡蛋、坚果、草莓、番茄和深色蔬菜等很容易购买和储藏的食物来获得。

2. 作为一名资深宅人，你还可以每天给自己泡上一杯菊花茶、枸杞水。

3. 为保持皮肤健康、延缓衰老，鱼、禽、蛋、肉都应占有一席之地，从而保证优质蛋白质的摄入，同时注意少吃精米、白面和甜食，选择全谷物和粗粮，从而有助于平稳血糖，减少皮肤油脂过度分泌、阻塞毛孔。

4. 如果不能保证户外运动，还是建议服用维生素 D 补充剂。总之，放下鼠标，到餐桌上专心致志地吃饭。勤通风、打扫房间，平时做做广播体操，定期给冰箱来一次大清理，换上健康、新鲜的食物，健康阳光的宅人就是你了。

这样的吃法最有效

白领常见七大饮食问题：

白领常见七大饮食问题

问题	危害
不吃早餐	胃病、无精力、过早衰老
晚餐太丰盛	肥胖、失眠、血脂异常
嗜饮咖啡	骨质疏松、心脏病
酒精过量	脂肪肝、肝硬化
生食	各种寄生虫病
进食速度过快	加重肠胃负担、肥胖
饮水不足	结石、心血管疾病、干眼症

★眼睛干涩、视力模糊

眼睛干涩怎么办？

1. 别用手揉眼睛，必要时去医院排除结膜炎等疾病；

2. 多吃蔬菜、水果；

3. 多喝水和咖啡，有助于刺激泪腺分泌泪液；

4. 少玩手机，电脑、电视等屏幕置于视平线以下10～20度，减小眼球暴露；

5. 注意光线；

6. 别让空调、风扇直吹；

7. 慎用眼药水；

8. 去专业机构验光，戴非角膜接触镜；

9. 可以试试抗氧化类的补充剂。

★口臭

首先是仔细观察什么食物引起的口臭，尽可能避免，常见的有大蒜、葱、奶酪、熏肉、某些香料、橙汁及汽水、酒精、含糖口香糖。其次是戒烟，多吃果蔬、少吃肉、多喝水。另外，每天两次刷牙，细心清洁牙龈、舌头，至少用一次牙线，甚至使用抗菌漱口水，每半年看一次牙医，向医生咨询。

口臭怎么办？			
原因	食物		食物可能经消化吸收进入血液并进入肺部进而呼出有味道的气体
		可能	大蒜
			葱
			奶酪
			熏肉
			某些香料
			橙汁及汽水
			酒精
			含糖口香糖
	口干-缺乏唾液		
	口腔不卫生		腐烂食物残渣
			细菌
	疾病		过度节食（酮症）
			鼻窦炎
			慢性肺炎
			肝脏、肾脏疾病
			糖尿病
			胃肠问题
治疗和预防	戒烟		
	记录饮食发现问题		发现具体食物
			多吃果蔬、少吃肉
			多喝水
	每天两次刷牙，细心清洁牙龈、舌头，至少用一次牙线		
	睡觉时别戴假牙，注意消毒		
	使用抗菌漱口水		
	每半年看一次牙医		

　　偏侧咀嚼习惯的害处：①颞下颌关节功能紊乱。咀嚼时，颞下颌关节要不停地运动，如果只用一侧牙齿会使这一侧关节负担过重。②一边脸大，一边脸小。参与咀嚼活动的肌肉就会越来越发达，同时，承担牙齿咀嚼食物压力的上下颌骨也会随之增宽、增厚。一会儿吃饭的时候注意吧！

★口腔溃疡

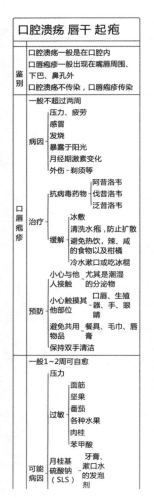
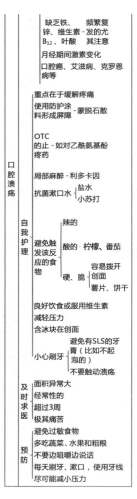
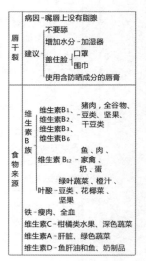

口腔溃疡指的是口腔黏膜上的白色溃疡点，而口唇疱疹则是口唇外的。两者容易混淆，前者不传染，后者容易传染。口腔溃疡一般 1 ～ 2 周可自愈，涂抹阿昔洛韦等抗病毒药物有助于加速愈合。由于口腔溃疡的具体病因目前还不明确，一般建议的对应手段是多休息、均衡饮食、适量运动、避免过度劳累。敏感人群平时注意自己吃了什么容易导致口腔溃疡，重点小心锋利、干燥的食物，选择不含月桂基硫酸钠（SLS，一种比较廉价、起泡能力又强的成分）的牙膏。每天早晚刷牙两次，饭后漱口，注意用牙线。出现溃疡了，注意少吃辣、酸、尖锐的食物，可以含冰块以镇痛，也可以用漱口水或淡盐水漱口，还可以局部使用思密达（蒙脱石散）来保护溃疡面。一些微量元素缺乏也可能导致口腔溃疡，因此建议服用复合型维生素矿物质补充剂（很多传言说吃维生素 B_2，可能是与维生素 B_2 缺乏性口唇炎混淆了，其实吃维生素 B_{12} 都要比维生素 B_2 有用）。如果情况严重，比如同时伴有发热、腹泻、溃疡，3 周以上没有愈合、疼痛难忍、溃疡反复发作的情况最好去医院。医生除了明确诊断外，还可以使用一些处方药物缓解症状。

★牙龈出血

牙龈出血绝大多数都是牙龈炎的表现（极个别是维生素 C 缺乏），注意认真刷牙、使用牙线，并定期去医院口腔科就诊（可能需要洗牙）。另外，很多人担心洗牙后牙齿变松。其实，真正健康的牙肉是不应该有牙缝的，洗牙后发现牙缝变大可能是牙周炎的表现，是支撑牙槽的牙槽骨变松导致的，更说明需要重视牙周健康。

★胃食管反流

1. 超重者要控制体重；2. 夜间症状明显的患者，建议睡前

2～3小时不要进食，在入睡时适当抬高头部；3.巧克力、咖啡、酒精、酸性或辣的食物应慎食。

★低血糖

低血糖有遗传因素，但实际生活中，往往跟节食减肥、饮食不规律等有关，常见于女性。首先应当控制体重在正常范围，其次是尽量让自己的血糖平稳。比如每餐不要过量，蔬菜和水果占到食物总体积的一半，四分之一是谷物，四分之一是高蛋白的鸡蛋、豆制品、肉类等，其中又以鱼虾海产品为推荐，再搭配一杯奶。

★便秘

便秘有几种类型，应判断是否自己过于虚弱或者有其他疾病导致肠梗阻。女性便秘常常是由于食量过少。如果平时饮食过于精细，建议每天保证自己的菜盘子中绝大多数都是蔬菜和豆类，主食以全谷类、薯类食物为主，经常吃一些木耳等菌藻植物。另外，每天喝两杯酸奶，保证2000ml的饮水量。

★体虚

建议你每天吃150g瘦肉、1个鸡蛋、1袋牛奶、250g主食，其中全谷物、薯类以及杂豆类粗粮占一半。并坚持半个小时的体育锻炼。蔬菜保证400g即可，过多也容易阻碍矿物质的吸收。

★脾胃虚弱，气血不足

每天的饮食起码应该有300g主食（午餐、晚餐150～200g主食）、500ml牛奶、300g蔬菜、400g肉类、30g坚果、1个鸡蛋，并考虑在餐前喝一碗燕麦牛奶粥。以上食物如果吃不下，并出现反胃、恶心、胀气等胃肠道不适的情况，建议到消化内科就诊，排除相关疾病。如果每天吃太多还是虚瘦，建议查一下甲状腺激素水平。另外，每天进行一些哑铃等抗阻力锻炼有助于增加体重。

★补脑

补脑这个概念比较模糊，如果是说影响我们记忆力的生活方式，那么常见的有精神压力大（影响激素水平）、缺乏锻炼（影响携氧能力）、营养不良（缺铁性贫血等）等，首先把缺乏睡眠这些短板补上才是最有效的。至于饮食方面，均衡饮食就好，具体可以参考"中国居民平衡膳食宝塔"，看看自己缺了什么，又有什么吃太多了。真要说什么具体食物能补脑，除了富含胆碱的鸡蛋外，鱼可是个好东西，其中的不饱和脂肪酸对大脑功能很有帮助。建议每周保证吃两三次鱼，或者每天吃 50 ~ 100g 鱼肉。另外，应注意少吃煎、炸食品，多吃蔬菜、水果，平时还可以买一些维生素 B 族药片有规律地服用。

★劳累、工作压力大、久坐

首先是少吃高饱和脂肪酸食物，比如肥肉、午餐肉等，多吃些鱼和坚果。其次是多吃全谷类食物，比如燕麦、玉米、小米等，少吃精制糖类，拒绝甜食和甜饮料。此外，注意休息、戒烟、限酒。平时多吃蔬菜，建议买一些鱼肝油、复合维生素 B、维生素 C 服用。

★容易感冒

普通感冒是一种病毒感染，因此抵抗力较差的人更容易感冒，饮食上关键是提高免疫力。比如保证每天 150g 以上的瘦肉、500g 左右的蔬菜、250g 的水果，以补充蛋白质、维生素（特别是维生素 C）、矿物质（特别是铁）。还应保证每天 30 分钟的中等强度以上有氧运动，这些都有助于增强免疫力。但是，最有效的预防手段还是注意戴口罩。

我们说的感冒在现代医学中特指"普通感冒"（和流感区别

开），是由病毒感染引起的，所以戴口罩、洗手是有效的预防方法。

　　感冒一般 7 天可自愈（发烧或超过 10 天请就医），吃药主要是用来缓解症状，因此吃药时对症找找这三种成分：对乙酰氨基酚、盐酸伪麻黄碱、氯苯那敏。

　　对乙酰氨基酚是用来解热和镇痛的（并不用于消炎）。盐酸伪麻黄碱可以减轻鼻咽部黏膜的充血和肿胀，缓解鼻塞。氯苯那敏、苯海拉明作为抗组胺成分有可能引起嗜睡，司机等需要进行精密作业的人要小心。有时，感冒药里还有咖啡因，作为中枢兴奋药可以加强解热镇痛作用。

　　最需要提醒的是"对乙酰氨基酚"这个成分，不少药物性肝损伤都是由它引起的，建议：1. 用药前阅读药品说明书，小心成分重复；2. 留意中成药，不少治疗感冒的中成药中都含有西药成分，比如复方北豆根片、维 C 银翘片；3. 两次用药间隔 4 ~ 6 小时；4. 用药期间不要饮酒。

　　★出油多、痘痘

　　一天最多用两次洗面奶，而且洗完之后应及时涂抹保湿产品，否则还不如不洗脸。饮食上首先是别吃甜食，其次是保证饮水和丰富的蛋白质，最后是少吃油炸食品。另外，建议服用一点儿维生素 B 族预防脂溢性皮炎，改善脂肪代谢。

★ 贫血

你贫血了吗？		
诊断	先查血常规，了解血红蛋白等相关数值，由医生确定是否为缺铁性贫血或其他贫血	
营养性贫血	重点补充铁、叶酸和维生素B12 维生素C - 帮助非血色素性铁吸收	
食物来源	铁	牛肉等红肉，尽量选择瘦肉 动物肝脏（补铁效果很好，但比瘦肉有更多的重金属） 豆类、坚果、果干
	叶酸	深色叶菜、柑橘类水果、香蕉、豆类
	维生素B12	肉类 奶制品
	维生素C - 柑橘类水果、浆果、蔬菜	
铁剂	孕期	孕期储存铁耗尽一般需服铁剂 明确诊断后，铁100~200mg/d
	进食前1小时服用铁剂 - 与维生素C同服	

★ 胆结石

　　胆结石又称为"胆石症"，是胆道系统中包括胆管和胆囊在内任何地方发生结石的疾病，与饮食有着莫大的关系。从流行病数据来看，肥胖者胆结石的患病率是非肥胖者的4倍，尤其是那些腹部脂肪堆积者患胆结石的概率更大。

　　为什么肥胖的人容易患胆结石呢？这就得从肝脏说起。俗话说"肝胆相照"，我们在烹调处理动物肝脏的时候都知道需要小心别把上面的胆囊弄破了，否则就得去尝"苦水"。肝、胆不但位置毗邻，要想发挥作用也得密切配合才行。

　　肝脏能够合成胆固醇，其中大约一半可以转化为胆汁酸排出，其余的则会进入胆囊或是排入小肠。而一个人如果肥胖，再加上血脂高，就不容易将过剩的胆固醇转化为胆汁酸排出，反而会以胆固醇的形式存在于胆汁中。久而久之，胆固醇就会过饱和，胆囊活动也会减少，进一步就形成了胆结石。此外，由于胆结石患者常常伴发胆囊感染，还有可能进一步引发胆绞痛和急性胰腺炎。

怎样来预防胆结石呢？长远来说，控制体重，减少精制糖、脂肪、胆固醇的摄入都是好办法。而从局部来说，也有两个大方向：一是让跑到胆囊里的胆固醇减少；二是让胆固醇和胆汁酸顺利排出。比如各种粗粮、果蔬中的膳食纤维就是好东西，它可以吸收肠道内的胆汁酸，抑制胆固醇的吸收，促进肠道蠕动，从而增加胆固醇和胆汁酸的排出，对于预防胆结石有利。

而要从改进日常饮食习惯来说，最有效的就是注意按时吃早餐了。很多人由于忙碌或者懒惰，常常忽视吃早餐。实际上，我们每个人的胆汁经过一整夜的浓缩、蓄积，早晨正是胆固醇饱和的时候，吃一顿早饭可以有效地促进胆汁酸和胆固醇的排空。更何况，营养丰富的早餐也能为一上午的工作提供充足的能量，提高工作效率。

总之，趁着胆结石没找上你，控制体重、少吃油腻的食物、按时吃早餐吧！

★低血压、眼前发黑

眼前发黑是体位性低血压的表现，这也是正常现象。参考《中国居民膳食指南》的均衡饮食模式认真吃饭，每天锻炼30分钟，保证7个小时的睡眠就好。

体位性低血压生活方式建议：

1. 大量喝水，或含钠、钾的电解质饮料，平时多吃瓜果。2. 别喝酒。3. 起立要慢。4. 坐时双腿别交叉，避免压迫。5. 如果长久不动，活动量应慢慢增加。6.如果餐后低血压，试着减少每餐总量和碳水化合物。7.考虑穿弹力袜。8.健康的年轻人没有特别症状一般不需治疗，但如果你把脚置于心脏以上，症状无法立刻缓解，速就医，可能是心衰、神经系统疾病、颈椎病等。9.饮食结构上每天起码保证1杯奶、1个鸡蛋、150g鱼虾或瘦肉、200g主食，还可以服用一定的维生素C、维生素B_{12}预防营养性贫血，并加强体育锻炼。

★ 低血压

一般来说，如果是遗传性的轻微低血压不用太在意，但如果症状很明显，还是应该及时就医。如果是血容量低、血红蛋白低、组织器官携带氧的能力下降造成的时而头晕，那么应注意多喝水和保证休息。饮食结构上，每天起码保证1杯奶、1个鸡蛋、150g瘦肉、200g主食，还可以服用100mg维生素C，并加强体育锻炼。

★ 情绪不好

如果有严重的心理问题，那么千万不要小视，最好及时找心理医生。饮食上可以试试这些方法：1.避免含咖啡因等刺激性食物，包括咖啡、可乐、茶、酒等；2.多吃蔬菜、水果、坚果、豆类，特别是全麦食物；3.适当补充钙、镁、锌、维生素C、维生素B族以及不饱和脂肪酸；4.按时睡觉。

★ 过敏性鼻炎

过敏性鼻炎的治疗原则包括过敏源回避、药物治疗、免疫治疗、患者教育。尘螨过敏可以选择非透过性床罩，高温清洗床上物品，用硬地板，减少放置容易积灰的物品，使用HEPA的净化器，高温清洗或丢掉毛绒玩具等，有宠物过敏的注意隔离。花粉症患者注意躲过白天花粉高峰期出门，关闭门窗，使用特别的口罩和眼镜。饮食上建议多摄入鱼类，尤其是重金属较少的品种，比如三文鱼、鳕鱼等。其较多的 n-3 系多不饱和脂肪酸有抗感染的作用，同时应注重维生素 A、维生素 C 和维生素 E 的补充，并且尽可能少吃加工食品。

★ 食物过敏

预防食物过敏关键是做好记录，回避过敏食物。

白领如何释放压力

颈椎病：你的电脑桌是不是需要调整一下

1. 确定键盘和鼠标是否一定要放在桌面上。建议键盘放在桌面下方，若有条件配备较重的机械键盘，则可以直接把键盘放到腿上。如果键盘一定要放在桌面上，那把座椅调高。总之，保证打字时双臂可以自然下垂，不需要肩部长时间保持紧张。

2. 可以在显示器下方垫一些书本、杂志，以坐直时视线与显示器上端平行为佳，这样可以避免长时间低头导致的颈椎病。也不用担心显示器的辐射，把显示器挪得距离自己近一点儿吧，半米足矣，避免头部过度前屈（用小屏幕笔记本的话那就外接键盘吧）。

3. 可以在桌边或椅臂上装一个鼠标托，避免肩部肌肉过劳。快速移动鼠标的时候，尽量动手臂而不是甩手腕，平时保持手腕正中的位置，避免损伤神经。

4. 关键在于要时不时地站起来活动全身，也可以考虑站着办公，在家可以搞一个升降桌或者换一把人体工学椅子。

一位朋友送了我一个30分钟的沙漏，我现在就用它来提醒自己在电脑前坐久了需要去活动活动。

运动：靠自己挣时间

有一部很火的电影：*In Time*，中文译名是《时间规划局》。仅看"规划局"三个字就透着一股被掌控的寒冷意味。不知道各位有没有看过另一部与其很相似的《命运规划局》。这两部片子确实有些类似，都是讲述极端境遇下人性与现实抗争的故事。

《时间规划局》是一部科幻电影。内容是在不久的将来，人类基因会让人的躯体在 25 岁后迅速老化，每个人只有一年的生命。然而时间本身，却通过科技发展成为一种硬通货，人与人之间可以相互交换。于是，金钱、贫富的差距转换成了另一种形式：有人可能会为一杯咖啡是"5 分钟"还是"10 分钟"而斤斤计较；有人可以眼都不眨一下地就去住价值"2 个月"一晚的酒店；有人因"时间到了"而在光天化日之下暴毙；有人有着难以计数的时间，可以享受近似于永生的生活。这些年看过不少科幻片和科幻小说，在我看来，这部片子不但演员让人惊艳，节奏设定得也很出彩。

乔布斯曾说，死亡很可能是唯一的、最好的生命创造，它是生命的促变者，它送走老的一代，给新的一代让出道路。是否能成为墓地里最富有的人，对我而言无足轻重。重要的是，当晚上睡觉时，我可以说，我今天完成了一些美妙的事。谨记自己总会死去，是让自己避免陷入"人生有所失"思考的最佳方法。

随着成长，我们越来越体会到每一天的可贵。曾有人说，听营养师的话太麻烦，什么都要注意，生活太没有乐趣了。其实这是种误解，健康的生活状态才是提高生活质量的根本保障。前不久，我与一位阔别多年的大学同学吃饭，自始至终他一直在跟我讲营养健康有多么重要。他在 IT 行业打拼，前段时间查出了胆囊息肉。在老婆的强逼之下，他终于放弃了平时很多不良的生活习惯，每天早早睡觉，坚持吃早饭，经常在家自己做饭。短短半个月，他就感觉自己精力变得充沛，思维更加敏锐，情绪也好多了。

还有人开玩笑说："我每天的时间就这么多，花 1 个小时锻炼身体？延长的寿命都用来锻炼身体了！"这又错了，坚持锻炼能够增加血液循环和人体携氧能力，使人更从容地面对紧张的工作压力，提高工作效率。并且，在适量的锻炼过程中，人体也会产生使人愉悦的信号，有跑步锻炼习惯的人相信对此深有体会。

甚至有研究证实，不但从年轻时就养成适量运动的习惯对健康有着莫大的裨益，哪怕是 50 岁后才开始坚持锻炼，相比不锻炼的人，寿命都能延长 2.3 年，比偶尔锻炼的人延长 1.1 年。与之相反，不良的生活方式会严重影响健康，比如吸烟的人比不吸烟的人平均减少 14 年的寿命。

可见，生命的长度和宽度其实还是掌握在自己的手中。

番茄工作法

番茄工作法介绍		
解决	注意力不集中 拖延 效率低下 身心疲惫	
理论	一般人注意力集中也就15分钟 找到自己的节奏能够提高效率	
配合工具	清单 { 一张纸 任务清单的软件 } 二选一	
	定时器 { 厨房定时器 手机定时器 专用APP } 三选一	
	个人使用 { Google日程表 - 兼容 365待办 - 实用、易上手 极简番茄 - 简洁、美观 （我一共只用五六 种，肯定有更好的）	
核心方法	1.把工作列在清单上	
	2.选出当前最应做的1件事	
	3. 设好25分钟 定时，全 身心工作 { 不刷微博 不聊微信	
	4. 完全放松 5分钟 { 喝水 大脑、眼睛放松 （我一般练练 哑铃或冥想）	

怎样吃能补脑

怎么吃能补脑？		
重点	运动	每天进行30分钟有氧训练
		每周两次以上抗阻力训练
	睡眠	对于多数人来说，每天应保证7个小时以上睡眠
补品		除了机器猫的"记忆面包"，意义都不大
		改善日常饮食是最重要的
健康食物	深色蔬菜	叶酸
		类胡萝卜素
	杂豆类	蛋白质
		膳食纤维
	乳制品	选择不添加糖的酸奶比较好
	燕麦	属于全谷物，适合做早餐
		慢慢消化可以持续为大脑和身体提供能量
		维生素B、锌、维生素E
	鱼类	三文鱼 DHA、EPA
		类似n-3系脂肪酸在核桃、亚麻籽中也较多
	黑巧克力	市面上常见的只是糖果，并不健康
		可可含量70%以上的黑巧克力往往富含多酚类抗氧化成分
		碱化程度较低的可可粉搭配牛奶也不错
一日食物结构		主食除了精米、白面最好有糙米、小米、黑米、燕麦等
		每天蔬菜500g、水果250g
		鸡、鸭、鱼、瘦肉每天150~250g
		鸡蛋1~2个
		牛奶300~500ml
		再来一点儿豆制品、坚果
		晚餐八分饱，保证晚间工作效率

早餐		吃比不吃强
		注意卫生
		避免油炸食品
		高蛋白清淡食物
		最简：牛奶、鸡蛋、燕麦
加餐		一袋超高温瞬时杀菌利乐包的牛奶
		一个洗干净的苹果
		一小盒巴旦木
夜宵		豆浆、牛奶、酸奶
	粥	燕麦
		莲子
		百合
	糊	芝麻糊
		藕粉
		热汤面
咖啡		小剂量咖啡因即可提高注意力
	迟早需偿还睡眠	暂时不困，但会消耗更多营养，影响睡眠质量
	需重视同时摄入的能量	小心摩卡等类别
		最好是美式咖啡
		茶汤也很好
视疲劳		少吃甜食、保证牛奶、户外活动
		多眨眼、定时闭眼休息
		蓝莓、胡萝卜、草莓、西蓝花、枸杞等吃吃也挺好
焦虑		吃一片全麦面包
		喝一些热饮（热牛奶比较健康）
		白天吃点儿香蕉、猕猴桃、坚果
		吃一些维生素B族补充剂

保证精力的劳动模式

保证精力的劳动模式		
好处	提高工作效率 降低患慢性病的风险 改善生活质量 造福后代	
态度	想清楚什么是自己想要的 把自制力用在重要的事项上 不要自欺欺人 对自己的能力有清醒的认识 尊重他人价值观 言行一致 学习社交技巧 控制愤怒	
饮食	重视饮食 - 食物是人体的物质基础 提供稳定的能量	选择血糖指数低的食物 补充维生素B_1
	提高注意力	控制精制糖和脂肪 保证充足的蔬菜、水果
	不要长时间空腹	必须吃早餐 准备加餐
	健康零食	坚果 乳制品 水果
	每天至少三瓶水 饮食不均衡 - 复合型补充剂	
锻炼	久坐不动危害极大 锻炼有助于改善情绪 保证每周至少150分钟的中等强度锻炼 初期会不适应，坚持则会感到愉快 实在没有空锻炼可以选择晨练	
休息	每天7~8小时睡眠 不要连续工作 - 番茄工作法 找机会睡20分钟	中午 下午
	适时深呼吸	集中注意力 放松肌肉
	远离屏幕	

"假期综合征" 如何调理

放假结束，很多人满是疲惫地回到工作岗位，不像是刚刚告别悠然的假期，倒像是逃出了战火延绵的战场。为什么过了长假反而心情烦躁？为什么反而吃不好、睡不醒？为什么精力不能集中？又该如何调整呢？这辈子我们还会有很多假期，快来学学吧。

假期综合征在医学上并没有正式的定义，一般来说就是描述假期后的身体不适。究其原因，往往有三个方面：一是吃多了，每天只吃一两顿饭，还暴饮暴食、不吃早餐，造成胃肠不适甚至是急性肠胃炎；二是没有合理地休息，用眼过度造成眼睛干涩，精神疲惫头昏脑涨，熬夜给心脏增加太多负担；三是天天宅在家里，四肢酸软无力，打不起精神……毫无疑问，最好的预防方法就是假期均衡饮食、作息规律、保持积极和放松的心态。听到这里，有些人可能会说："你这说了跟没说一样，我这不是难得有假期放纵一下嘛，快来说说怎么补救吧。"

首先是饮食，此时最好吃一些容易消化的、以淀粉为主又含有较多蛋白质和维生素B的食物，清粥、瘦火腿都很不错。有些人错误地认为要给胃肠道减负就应该不吃东西，其实保证一定的进食量才能够有效地保证肠道黏膜屏障的恢复。另外，喝点儿酸奶也可以帮助消化，虽然作用并不太大。

其次，对于纵情过度的朋友，关键就是让自己安静下来，特别是在晚上8点以后就不要外出活动，或者进行有刺激性的娱乐活动了。现在，不少人无时无刻不在刷微博，眼、肩、颈和腕的负担都很大。请毅然地将手机丢在一边，到户外走一走，或者戴上眼罩安心地听听音乐也好。提醒自己，透支健康伤害的是自己。这类朋友应注意多吃一些蔬菜、水果，维生素 C 有利于减少氧化应激，各种天然色素也对保护皮肤很有帮助。

　　<u>最后就是提不起精神的朋友了。以我的观察来看，这类朋友往往都是极度缺乏锻炼的，建议不要再给自己找借口了，赶紧挤出时间保证每天 30 分钟的有氧运动。</u>运动强度要保证心率达到（220– 年龄）×0.6（次／分钟），运动可以帮助把氧气有效地输送到包括大脑在内的身体各个部位。当然了，如果你属于面无血色，平时血常规检查血红蛋白在 110 以下的贫血人群，也该考虑自己是不是肉吃得太少了，最好保证每天 150g 瘦肉。

睡眠不好？调整一下饮食吧

　　失眠的痛苦没有经历过的人很难理解，有时眼皮打着架，精神上却不安、躁动，只好在床上辗转反侧；有时半夜醒来却只能孤寂地等待黎明，只好白天在昏昏沉沉中面对工作却无力应对。总之，失眠绝对不是一种享受，可怎么办呢？谁都知道安眠药有不良反应，各种小偏方似乎又不太管用，所以还是从饮食习惯入手吧。

　　失眠的原因多种多样，但从原理上分析，往往都与身心不适有关，一些营养成分的缺乏也会导致失眠。首先是缺钙，很多人小时候都有抽筋、惊厥的经历，这是由于在神经组织、内分泌系统中具有重要生理功能的细胞膜上都有钙离子的结合部位，钙离子的浓度会影响到细胞内信号的传导，而且神经递质的释放、冲动的传导、肌肉的收缩都需要钙的参与。不少人在养成睡前饮用一杯牛奶的习惯后，失眠症状就大大缓解了。想补钙，建议每天保证 300ml 的牛奶。此外，像蔬菜、豆制品、坚果也都是钙质的重要来源。除此之外，晒晒太阳或者吃一些鱼肝油等维生素 D 补充剂有助于钙质的吸收。

除了补钙，维生素 B 族的缺乏也有可能导致失眠。拿维生素 B_1 来说，缺乏维生素 B_1 的小白鼠大脑中乙酰胆碱的周转，以及肾上腺素的含量都会下降，小脑突触体摄入 5- 羟色胺会减少，于是难以产生舒适的感觉，甚至还会使心脏功能失调，心脏输出负担过重。猪肉、动物肝脏、全谷类、酵母和藻类等都有助于补充维生素 B，与膳食纤维搭配还有助于调节血糖代谢，帮助安眠。很多人可能觉得奇怪，血糖跟失眠有什么关系？想必很多人都以亲身经历证明过甜食改善心情的作用，感情受挫的失眠者更是恨不得含着回忆的糖块入睡。这是有科学依据的，就像饭后容易犯困一样，消化食物时，人体内血糖逐渐升高，脑内的 5- 羟色胺就随之升高，从而产生愉悦的情绪。不过，血糖升得过高不但容易诱发肥胖和糖尿病，长期下去更是对血管不利。因此，最佳方案是通过饮食中增加蔬菜等富含膳食纤维的食物让血糖平稳升高，提供持续的好心情。

那么，有没有食物会对睡眠产生负面影响呢？答案是肯定的，最常见的就是含咖啡因与酒精的饮料。工作时的一杯咖啡有助于集中注意力，但也会让你的神经冲动不断，迫使你保持清醒。一般剂量的咖啡对身体无害，然而一些嗜饮咖啡的人往往早上没喝，下午就会觉得犯困了，这就说明已经成瘾了，值得警惕。反过来讲，拒绝咖啡因也有助于保证安稳的睡眠。需要提醒的是，除了咖啡、茶，咖啡因还有可能隐藏在一些感冒药、碳酸饮料乃至巧克力中。

睡前小酌一杯有助睡眠？错了！除非你早已对酒精耐受，否则绝对不建议睡前饮酒！尽管少量的酒精可以刺激血管扩张，从而降低血压让人有放松的感觉，但同时，酒精也会让人焦虑。如果是晚餐小酌又不想影响睡眠，建议酒精摄入不要超过15g，大约相当于一罐啤酒或者50g白酒。

胃肠，一生相守，如何才能不折磨

工作强度大的人如何注意胃肠的养护？有胃肠疾病的人怎样注意日常饮食？

★消化性溃疡

消化性溃疡指的是胃液与胃肠道接触部分出现的慢性溃疡，往往与幽门螺杆菌、胃酸、胃蛋白酶的影响有关，病情轻重不一。如果有出血、幽门梗阻、急性穿孔等并发症，应及时就医，其他情况也建议及时去消化内科查明原因并针对病因进行治疗，不要害怕做胃镜。程度较轻的溃疡患者饮食上可以参考以下原则：

1. 少食多餐，每天定时定量5～7餐，每餐不宜太多。

2. 避免刺激性食物。首先是机械性刺激食物，比如粗粮、韭菜、竹笋、腊肉等。其次是化学性刺激食物，像咖啡、浓茶、酒、浓肉汤、辣椒等。对于容易产酸的食物也要小心，比如红薯、土豆、甜点、糖醋食品。还要小心容易产气的，如葱、蒜、萝卜、洋葱。避免一次性喝大量的冷饮。

3. 选择细软、容易消化的食物。比如牛奶、鸡蛋、鱼肉、瘦肉等，应保证足够的摄入量，以提供充足的蛋白质。如果有贫血则可更多些，脂肪不用过分限制。主食可以较多食用，一般的白米粥、面条、馄饨都不错，尽量加工成比较细软的状态。当然，维生素、矿物质也要补充充足，可以考虑服用复合型维生素、矿物质补充剂，出血时可以食用少量流食。把各种菜肴用搅拌机搅拌成匀浆状态也是比较好消化的。

4. 烹调方法上注意切碎、煮烂，不宜使用煎炸、爆炒、醋熘等方式。

5. 进食时保证心情舒畅，细嚼慢咽。如果有十二指肠溃疡可以睡前加餐，减少饥饿性疼痛。

★胃炎

任何原因引起的胃黏膜炎症都算是胃炎，临床上还分为急性胃炎和慢性胃炎。

急性胃炎有可能跟大量饮酒、药物、食物中毒等有关，营养方面关键是去除致病因素对症治疗。大量饮水以补充水和钠，必要时应静脉注射液体。急性发作期最好选择蜜糖、藕粉之类的流食，症状缓解后可以尝试一些少渣饮食。注意对于脂肪多、容易产气的牛奶、蔗糖（包括甜饮料）等食物要小心。等症状好转后可以逐渐过渡到软食，但还是应注意少食多餐。

饮食上尽量少食多餐，选择富含蛋白质和维生素的食物，比如动物肝脏、瘦肉、新鲜叶菜、鸡蛋等。由于慢性胃炎有不同的类别，因此建议患者去营养门诊就诊，由营养师指导饮食。比如胃酸过多的患者应禁食浓肉汤，过酸、过甜的食物，胃酸分泌不足的则与之相反，可以吃一些促进食欲的食物。

★肠炎

肠炎的基本营养原则包括高能量、高蛋白、少渣、低脂肪（蒸、煮、烩、汆为主），还应重视补充维生素 B 族、钙等。尽可能压缩食物的体积，主食以精米、白面为主，小心粗粮，蛋白质主要靠瘦肉、鸡鸭、鱼、动物肝脏、鸡蛋提供，精加工的豆制品也可以，牛奶需要注意是否有腹胀和乳糖不耐受。

菜汁、果汁、去油的肉汤也不错。

★腹泻

如果腹泻是由于吃了不干净的食物或胃肠疾病造成的，应针对病因治疗。日常生活中，很多腹泻与暴饮暴食、吃了刺激性食物有关。这时，需要改善生活习惯、减轻压力，避免加重胃肠负担。人在腹泻的时候除了流失水分还会损失大量尚未吸收的营养成分，因此，为了修复胃肠，在症状减轻后，除了补水还应吃一些容易消化、吸收的富含蛋白质和维生素的食物。

1. 超重者要控制体重。

2. 夜间症状明显的建议睡前 2 ～ 3 个小时不要进食，在入睡时适当地抬高头部。

3. 巧克力、咖啡、酒精、酸辣的食物应慎食。

提升篇

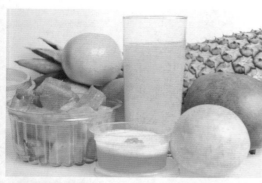
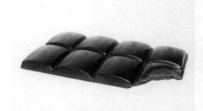
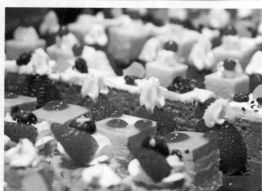
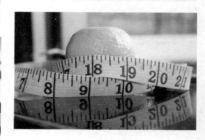
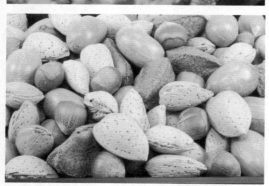
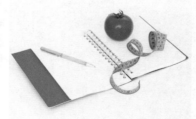
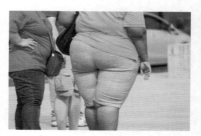

第六章

完美女人新技能 get

健康减肥，成为更好的自己

什么是健康减肥

作为营养师，我除了爱吃甜食以外，日常吃的食物还是挺健康的，只不过我常常吃得太多了……于是乎，有一天我发现自己即将步入中心性肥胖（腰围85cm）的行列，决定开始减肥。

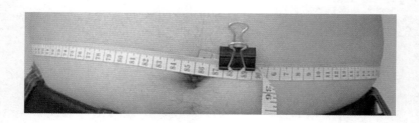

这是我减肥前拍的

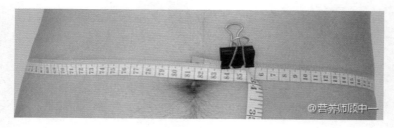

这是我减肥后拍的

腰围的变化很明显，至于我的体重，变了多少呢？答案是0，还是75kg（身高180cm）。

其实，这才是真正健康的减肥，也是我要跟大家分享的内容。作为营养师，我经常被问到如何减肥的问题。

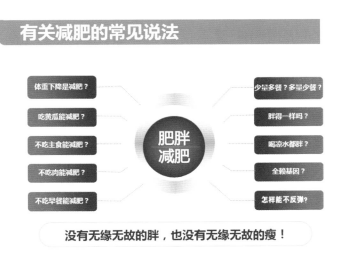

其实，我们先要确定：你是真的胖吗？

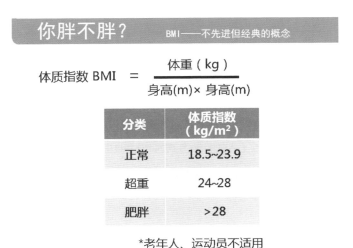

分类	体质指数 （kg/m²）
正常	18.5~23.9
超重	24~28
肥胖	>28

*老年人、运动员不适用

你是真的胖吗

想知道自己胖不胖？BMI 是最方便的指标。再就是腰围，对我国 24 万人的汇总分析显示，男性和女性腰围分别为 ≥ 85cm 和 ≥ 80cm 时，糖尿病的患病率分别为腰围正常者的 2 ~ 2.5 倍。换言之，男性腰围超过 90cm、女性腰围超过 85cm 则可以算是中心性肥胖了，更容易诱发糖尿病、心血管疾病。（二尺七大约是 90cm，二尺六大约是 87cm，二尺五大约是 83cm。）对于个人来说，腰围最大的用处是衡量腹部脂肪囤积程度，以及评价自己短时间内减肥的效果。

肥胖会导致多种疾病，好消息是哪怕减少 5% 的体重，就可以改善血压、胆固醇、血糖等症状，从而有效地降低疾病风险。

肥胖的相对危险度

肥胖者发生相关疾病或症状的相对危险度

危险性显著增高 （相对危险度大于3）	危险性中等增高 （相对危险度2~3）	危险性稍增高 （相对危险度1~2）
2型糖尿病	冠心病	女性绝经后乳腺癌、子宫内膜癌
胆囊疾病	高血压	男性前列腺癌、结肠直肠癌
血脂异常	骨关节病	生殖激素异常
胰岛素抵抗	高尿酸血症和痛风	多囊卵巢综合征
气喘	脂肪肝	生育功能受损
睡眠中阻塞性呼吸暂停		背下部疼痛
		麻醉并发症

*相对危险度是指肥胖者发生上述肥胖相关疾病的患病率是正常体重者患该病的倍数

引自《2003 中国成人超重和肥胖症预防控制指南》

肥胖早已是一个严重的社会问题了。很多学者从进化角度分析认为，现在人类的身体构造和原始人没有太大的区别，可是食物和体力活动的情况却大不一样了：大鱼大肉、肥美佳肴、含糖饮料、沙发电视、刷微博……在这个快递业发达的时代，不少人连家门都不愿意出，这能不胖吗？何况除了生活方式外，还有很多因素会造成个体肥胖。

家庭因素：一方面是肥胖基因；另一方面，肥胖也可能是家庭教育耳濡目染的结果。社交圈内可能也存在类似现象。

药物因素：类固醇、胰岛素、治疗精神分裂的药物……

情绪影响：无聊、悲伤、愤怒的时候很容易暴饮暴食。

说到这里，我得声明，对于各种减肥方法的判断，你只要知道这几件事就好：

1. 局部减肥不可能。

2. 脂肪细胞数量只增不减，成年后除非吸脂，否则减肥只是减少脂肪体积，而且吸脂手术实际对健康来说效果不大。现在，对于严重肥胖者建议采取的是代谢手术。

减肥手术（代谢手术）

(1) 腹腔镜胃旁路转流术
- 术后1年通常减少额外体重60%~70%，治疗糖尿病的有效率可达80%~85%。

(2) 腹腔镜袖状胃切除术
- 术后1年可望减去超重部分的30%~60%。对糖尿病、高血压等代谢性并发症有效率可达65%左右。

引自《外科手术治疗肥胖症及2型糖尿病（T2DM）专家共识》（2013）

3. 产热的营养成分只有碳水化合物、脂肪和蛋白质，因此控制它们就能控制能量的来源，再通过运动等方法就能控制去路。

4. 一些激素代谢会影响你的减肥效果，比如胰岛素、生长激素、褪黑素、抑制食欲的瘦素、引起饥饿的胃饥饿素。

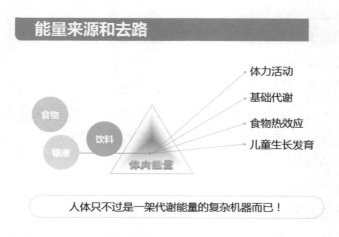

人体只不过是一架代谢能量的复杂机器而已！

靠谱的健康减肥法

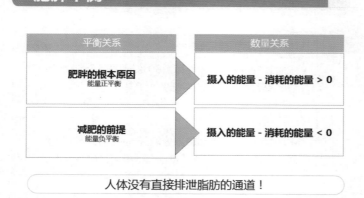

人体没有直接排泄脂肪的通道！

每当别人问到如何减肥时，我除了告诉他们少吃、多运动以外，肯定会提醒他们减肥一定要慢，一个月减去三四斤就非常不错了。

单纯节食减肥的缺点

一	二	三
· 脂肪组织减少的同时，肌肉等去脂体重（FFM）也会丢失，并可能对体力、免疫力带来不利影响。	· 体重下降后，静息代谢率（RMR）也降低，能量消耗减少，不利于体重继续下降。	· 当能量摄入很少（<800 kcal/d），尤其是碳水化合物摄入很少时（<150 g/d），酮体明显增加。

极低热量饮食虽可降低总体重，但除了脂肪组织减少外，肌肉也会丢失，代谢率也可能降低。不但体重会像溜溜球那样反弹，还会造成心理疾患、皮肤粗糙、脱发、女性闭经、贫血、脑细胞数量下降……我们的目的是健康地享受生活，几天之内瘦下来那必然会毁身体的，而且过程单调、枯燥，甚至可能造成神经性厌食，你真的要选择这条路吗？

制订自己的减肥计划

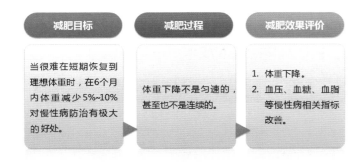

减肥目标	减肥过程	减肥效果评价
当很难在短期恢复到理想体重时，在6个月内体重减少5%~10%对慢性病防治有极大的好处。	体重下降不是匀速的，甚至也不是连续的。	1. 体重下降。 2. 血压、血糖、血脂等慢性病相关指标改善。

所以，减肥一定要循序渐进，有计划地理性减肥！

有助于减肥的饮食建议

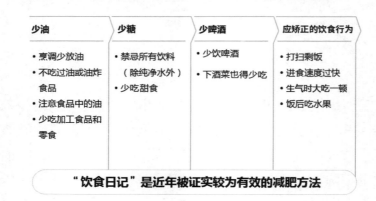

有助于减肥的饮食建议

少油	少糖	少啤酒	应矫正的饮食行为
• 烹调少放油 • 不吃过油或油炸食品 • 注意食品中的油 • 少吃加工食品和零食	• 禁忌所有饮料（除纯净水外） • 少吃甜食	• 少饮啤酒 • 下酒菜也得少吃	• 打扫剩饭 • 进食速度过快 • 生气时大吃一顿 • 饭后吃水果

"饮食日记"是近年被证实较为有效的减肥方法

首先，了解你现有的资源：

比如：每周能回家吃几顿饭？单位午餐是否健康？学校食堂的饭菜油脂是否太多？会不会有同事拉着去聚餐？小区里有没有健身设施？打算请私教或营养师吗？减肥是长期工程，我的预算够我选择的这套付费方案吗？（食物费用、膳食补充剂费用、健身房会费、锻炼身体的时间成本……）

膳食结构

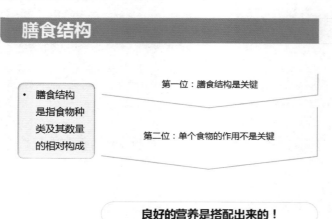

• 膳食结构是指食物种类及其数量的相对构成	第一位：膳食结构是关键
	第二位：单个食物的作用不是关键

良好的营养是搭配出来的！

"多吃蔬菜、水果""多出去锻炼"这些都不叫目标，你应当精确到具体数字。比如每天吃多少，锻炼多久，体重降到多少等。

不断确定自己的计划正在推进中，给予奖励。

确定自己的健康饮食结构

种类	目标食量
谷物	2两米饭、1两燕麦、1份杂豆粥
蔬菜	1斤深色蔬菜
水果	1个
牛奶	1杯脱脂奶
蛋白质类	1块鱼肉、1份豆腐、几颗坚果
体育锻炼	1小时游泳

1. 该吃什么食物

多吃这些食物：
①蔬菜、水果（每天 300 ~ 500g，深色为好）。

缓解饥饿感 —— 增加膳食纤维

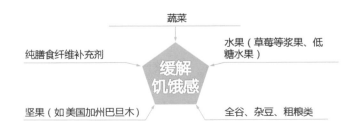

②五谷杂粮（全日干重 150 ～ 250g 为宜，比如早餐燕麦牛奶，午餐白米饭，晚餐杂豆粥或薯类）。

③鱼虾、瘦肉、去皮禽肉、蛋类（蛋清可以多吃几个，蛋黄不要超过 1 个）。

④低脂肪或无脂肪奶制品。（全脂牛奶的好处是可以补充脂溶性维生素 D，有些非常香的全脂牛奶脂肪可以达到 4g/100ml。以我本人每天 500ml 饮奶量计算就是有 20g 脂肪，仅这部分脂肪产热就有 180kcal。要知道，我全日能量消耗大概 2400kcal，脂肪应限制在 80g 以内，乳脂的影响不可谓不大……）

少吃这些食物：

①含糖饮料和甜点（简单的糖类会很快升高血糖，刺激胰岛素分泌，促进脂肪合成，而且饿起来也更快）。

②室温下是固体的脂肪，比如肥肉、油炸食品、糕点（脂肪热量高，饱和脂肪酸还会诱发多种炎症反应）。没有其他杂粮、粗粮的时候再选择。

有人说好吃的都不能吃？其实习惯就好，或者给自己一个心理暗示：健康的就是美味的！

2. 确定所需热量

很多人都知道应该控制摄取的总热量，但是对于控制多少却没有概念。其实正常的轻体力劳动者女性每日推荐能量为 1800kcal，男性为 2250kcal，而减肥者在 1200 ～ 1600kcal 比较合适。

如果要准确一点儿的数字，可以先用你以厘米为单位的身高减去 105，得出的数字就是你的理想体重，可以把它作为你减肥的目标。全天减肥食谱的能量供给就用你的理想体重 ×25，这就

减少总能量

减肥目标:0.5kg/周,2kg/月

合理低能量

1. 男性：1400~1600kcal/d,女性1200~1400kcal/d。
2. 比原来习惯摄入的能量低300~500kcal/d。
3. 进食量比原来日常水平减少约1/3。
4. 随着运动量的加大，能量摄入可相应增加。

除非住院或严格医学监控，否则不要选择极低能量膳食。
（<800kcal/d）

是你减肥时的能量供给标准了。严格照着这个标准进行肯定是能减肥的。如 160（身高）−105=55kg（理想体重），55×25=1375kcal。由于减肥膳食中的营养素数量下降，建议补充复合营养素。

3. 用餐集中注意力

①餐前 20 分钟吃点儿东西，不喝甜饮料

尽量不吃零食和甜点。拒绝任何酒类。

吃饭的时候先吃素菜，再喝汤，然后吃饭，最后再吃肉。一定注意细嚼慢咽，每顿保证吃半个小时。这样的话，血糖可以在你进食的过程中升高，你就不容易觉得饿，而且吃菜、喝汤这些容易让你有饱腹感。

②进食速度要放慢

每吃一口把盘和碗往远处推一推，盛好饭后一定去掉一勺，切忌吃饱了就睡觉。

③只在一个地方吃东西

在餐桌外的任何地方绝对不碰食物，切忌边看电视或者上网边吃东西。

④准备健康零食

相对于"过午不食"和"不吃晚饭减肥"，我更建议在控制总能量的前提下少食多餐。这样有助于血糖平稳，对于减少脂肪囤积、维护皮肤健康、预防低血糖都很有意义。但少食多餐最大的困难在于一般人不可能有条件准备 5 顿像晚餐一样丰盛而健康的菜肴。因此，就需要准备一些适合自己的快捷、健康、卫生的零食。坚果、乳制品、水果都不错，不过注意肚子饿的时候可别去逛食品店或者超市，容易买多。

有助于减肥的运动建议

运动的好处包括降低患心脏病的风险、锻炼心肺功能、强健肌肉和关节、缓解骨质流失，以及更好地放松、舒缓压力等，甚至还是一个与家人交流的好机会。如果你减肥时不做运动，那么减去的可不光是脂肪，还有肌肉；如果你增肥时不做运动，那么增加的可没有肌肉，全是脂肪……

其实，我个人最为推荐的是，每天晚饭后半小时开始进行 1 个小时的交替快走。具体就是以最快的步伐坚持走 5 分钟，然后不休息再随意地走 5 分钟，再快走……这样交替进行，既保证了总量，又容易坚持，还比较有趣。

我的一位瘦了 40 斤的好友曾跟我分享了他减肥的秘诀，就是每天晚上走 4 个小时，每周 3 ~ 5 个小时的快走，这个时间可以拆开。

体力活动

身体活动
是指增加能量、
消耗肥肉的活动

动手指、扭脖颈的活动 ✖

大肌群参与、能量消耗明
显增加的活动 ✔

运动，所有人的健康处方！

最新一些研究认为，实在太忙的人，只要一周进行几次4分钟（你没看错）的剧烈运动也是可以改善血糖、血脂的，只不过对于减肥就没啥明显效果了。

能量消耗

温和的体力活动（中等强度）	千卡/小时（70kg体重）
徒步走	370
园艺	330
跳舞	330
骑车	290
步行	280
举重（轻）	220
拉伸	180
用力的体力活动（剧烈的）	**千卡/小时（70kg体重）**
跑步（8公里/小时）	590
骑自行车（>16公里/小时）	590
游泳	510
有氧操	480
快走（7.2公里/小时）	460
篮球	440

★ 有氧运动

特点：

①单位时间内需氧量低于最大摄氧量；

②有氧代谢系统有氧化供能；

③运动时间和距离相对较长；

④全身大肌肉群参与运动；

⑤多数为重复性低阻力运动。

好处：

①增强心血管适应能力；

②消耗热量，控制体重；

③增加胰岛素敏感性；

④改善血脂、血压，调节内分泌；

⑤预防骨质疏松。

有氧运动有慢跑、快步走、游泳。

★力量训练

杠铃操、哑铃、俯卧撑（自身重力）等都是非常简单的方法。建议每周至少两天进行大肌肉群的训练，注意这两天之间至少间隔 1 天。

好处：

①抗阻力和力量运动增加肌肉重量和力量，塑造体形；

②改善心血管和血糖；

③延缓运动功能丧失，预防跌倒；

④骨骼肌发达对预防多种疾病有意义。

有人会问力量训练对减肥到底有没有用处。答案是用处不大，因为力量训练消耗的热量往往不如有氧运动。也有人寄希望于通过力量训练增加肌肉，从而增加基础代谢率。然而，基础代谢的能量消耗肌肉仅占 20% ~ 25%，大脑、心脏、内脏等器官占了大头，哪怕你增加两成的肌肉，实际每天因基础代谢率增加而多消耗的热量也就不到 100kcal。

需要多大运动量？

一般采用代谢当量（MET）、最大吸氧量（VO_2max）……最常用和方便的是心率和自觉疲劳程度（RPE）。一般建议每天至少保证 20 分钟靶心率的锻炼（最高心率的 60% ～ 75%），一般人最高心率 ＝220－ 年龄。

适宜心率：

年龄	心率（次/分钟）
10～19	140～170
20～29	130～160
30～39	120～150
40～49	110～140
50～59	100～130
60以上	90～120

检查方法：触摸动脉搏动。另外，现在也有很多可以方便测心率的手环、手表值得使用。

什么样的强度？

运动强度以稍微让你觉得有点儿呼吸困难为宜，一般成年人为了维持基本的健康每周至少需运动 150 分钟，要想获得预防心脏病等益处需要 300 分钟。当然，雾霾天气还是不建议你去户外活动的，可以选择去游泳馆游泳、健身房玩椭圆机等。能和家人或朋友进行一些有乐趣的活动更好，比如打篮球、踢足球。

调整自己的饮食结构和制订减肥计划

安排自己的饮食结构和减肥计划

时间	明天计划（低热量）
早	一碗燕麦粥（30g）、一杯脱脂奶、一个煮鸡蛋
	上班带一个水果
中	蒸南瓜、木耳炒山药作为主食
	无油酱牛肉一小块、一盘凉拌菠菜
晚	红豆八宝粥（红豆、燕麦、紫米，配少量花生、枸杞、红枣）
	一块清蒸带鱼、一份少油的炒青菜
加	一碗樱桃，尽早睡觉、尽可能增加运动

如实记录自己一天的饮食并分析

种类	今日饮食选择
谷物	
蔬菜	
水果	
牛奶	
蛋白质类	
体育锻炼	

今天表现如何？　　□非常完美　□比较一般　□糟糕透顶

有争议的食物：坚果

坚果里面一半是油，不是热量很高吗？

必须承认，坚果里的热量确实不低。30～40g的一把美国加州巴旦木所含热量可以与同样重量的巧克力相媲美，而且你永远不要相信在日常饮食的基础上增加某种食物就可以减肥。但吃一把坚果和喝一勺坚果油可是两码事，美国加州巴旦木的植物细胞壁结构有助于减缓油脂的吸收速度，丰富的膳食纤维也有助于增强饱腹感和降低胆固醇。这些因素都是有助于控制体重的。

说来说去，到底该不该吃坚果呢？食物品种的多样化一直是营养学界所推崇的。卫生部推广、中国营养学会编著的《中国居民膳食指南》中建议每日食用 25 ～ 35g 的大豆和坚果。由于很多年轻人很少吃大豆制品，不妨考虑方便携带的坚果。

有减肥常识的人都知道，减肥最重要的是亏空能量，只要是摄入的热量小于消耗的能量就能够减肥。然而，这使很多人产生了一种误解，要想减肥就是尽可能少吃东西，早饭不吃、晚饭不吃……都不吃不就好了？这是错的，长时间的空腹对于消化系统和心血管系统都会埋下隐患，血糖的大幅度波动也更容易诱发糖尿病。

关键在于你每天必然需要大量能量的摄入，完全不吃含有热量的食物撑不过 50 天就会见上帝了。当你饿得头晕眼花、四肢冰冷的时候，还能坚持减肥吗？这是你希望的生活吗？因此，很多人此时就会向提拉米苏、甜饮料投降了……与其饿急了吃这些高糖分、低维生素矿物质的食物，还不如提前吃富含维生素 E、类黄酮抗氧化物质的坚果。

因此，针对需要控制体重的人群，我建议的坚果食用方法是：加入一把坚果的同时替换同等能量的其他食物，从而获得额外的饱腹感，减少下一餐热量的摄取。这也就与美国 FDA 的建议不谋而合了："如果每天吃 1.5 盎司健康的坚果（对饱和脂肪酸含量有比较高的要求）来作为低饱和脂肪酸、低胆固醇饮食的一部分，可以降低患心脏病的风险。"

一周减肥餐举例

其实，减肥在食物搭配上没有什么特别的，关键是一天热量大约比普通人（或者发福前）每天少 300 ～ 500kcal，且能满足正常成人所需的维生素和矿物质。有些人可能觉得热量不低，那么需要增加运动量。

适合一般成年男性的减肥食谱

餐次	星期一	星期二	星期三	星期四
早餐	炒小白菜： （小白菜180g） 鸡蛋： （50g） 牛奶： （250ml） 杂粮花卷： （白面35g，玉米面10g，荞麦面5g）	白灼西蓝花： （西蓝花50g） 鸡蛋： （50g） 牛奶： （250ml） 杂粮包子： （白面35g，玉米面10g，荞麦面5g，青菜15g，木耳15g）	拌海带丝： （海带丝100g） 鸡蛋： （50g） 牛奶： （250ml） 杂粮馒头： （白面35g，玉米面10g，荞麦面5g）	炒平菇： （平菇75g） 鸡蛋： （50g） 牛奶： （250ml） 杂粮花卷： （白面35g，玉米面10g，荞麦面5g）
午餐	炒土芹： （土芹100g） 黄瓜豆腐： （豆腐90g，黄瓜100g） 荞麦饭：（荞麦15g，黑米10g，稻米70g） 食盐： （精盐3g） 植物油： （山茶籽油9g）	白菜豆腐： （白菜100g，豆腐90g） 炒冬瓜： （冬瓜150g） 食盐： （精盐3g） 杂粮饭：（稻米80g，玉米糁5g，红豆10g） 植物油： （山茶籽油9g）	炒卷心菜： （卷心菜75g） 冬瓜炖豆腐： （豆腐90g，冬瓜150g） 荞麦饭：（黑米10g，荞麦15g，稻米70g） 食盐： （精盐3g） 植物油： （山茶籽油9g）	炒丝瓜： （丝瓜90g） 冬瓜腐竹： （腐竹20g，冬瓜150g） 麦仁饭： （黑米5g，麦仁15g，稻米75g） 食盐： （精盐3g） 植物油： （山茶籽油9g）
午点	桃子：（180g）	草莓：（250g）	李子：（200g）	樱桃：（200g）
晚餐	炒茼蒿： （茼蒿75g） 麦仁饭：（稻米75g，黑米5g，麦仁15g） 青椒牛柳：（甜椒70g，牛里脊100g） 食盐： （精盐3g） 植物油： （山茶籽油9g）	包菜肉片： （包菜75g，猪里脊90g） 炒花菜： （花菜70g） 麦仁饭：（稻米75g，黑米5g，麦仁15g） 食盐： （精盐3g） 植物油： （山茶籽油9g）	炒萝卜丝： （萝卜80g） 花菜炒肉片： （花菜70g，猪里脊90g） 食盐： （精盐3g） 杂粮饭：（稻米80g，玉米糁5g，红豆10g） 植物油： （山茶籽油9g）	炒上海青： （上海青100g） 韭苔肉丝： （韭苔50g，猪里脊90g） 荞麦饭： （稻米70g，黑米10g，荞麦15g） 食盐： （精盐3g） 植物油： （山茶籽油9g）

餐次	星期五	星期六	星期日
早餐	鸡蛋： （50g） 牛奶： （250ml） 清炒西葫芦： （西葫芦100g） 杂粮馒头： （白面35g，玉米面10g，荞麦面5g）	鸡蛋： （50g） 牛奶： （250ml） 杂粮包子： （白面35g，玉米面10g，荞麦面5g，青菜15g，木耳15g） 蒸茄子： （茄子80g）	炒莜麦菜： （莜麦菜70g） 鸡蛋： （50g） 牛奶： （250ml） 杂粮花卷： （白面35g，玉米面10g，荞麦面5g）
午餐	青菜豆腐： （豆腐90g，青菜180g） 清炒杏鲍菇： （杏鲍菇60g） 食盐： （精盐3g） 杂粮饭： （玉米楂5g，红豆10g，稻米80g） 植物油： （山茶籽油9g）	腐竹木耳： （木耳65g，腐竹20g） 麦仁饭： （稻米75g，黑米5g，麦仁15g） 清炒西葫芦： （西葫芦100g） 食盐： （精盐3g） 植物油： （山茶籽油9g）	炒花菜： （花菜70g） 麦仁饭： （黑米5g，麦仁15g，稻米75g） 食盐： （精盐3g） 小白菜炒腐竹： （腐竹20g，小白菜100g） 植物油： （山茶籽油9g）
午点	柚子：（200g）	樱桃：（200g）	草莓：（250g）
晚餐	炒莜麦菜： （莜麦菜70g） 荞麦饭： （稻米70g，黑米10g，荞麦15g） 青笋烧肉丁： （青笋120g，猪里脊90g） 食盐： （精盐3g） 植物油： （菜籽油9g）	芹菜肉丝： （芹菜100g，猪里脊90g） 清炒杏鲍菇： （杏鲍菇60g） 食盐： （精盐3g） 杂粮饭： （稻米80g，玉米楂5g，红豆10g） 植物油： （菜籽油9g）	炒卷心菜： （卷心菜75g） 木耳肉片： （木耳65g，瘦猪肉90g） 荞麦饭： （稻米70g，黑米10g，荞麦15g） 食盐： （精盐3g） 植物油： （菜籽油9g）

健身减肥中需要喝运动饮料吗

一位女性朋友跟我说她在减肥，一周起码去4次健身房，每次都练得汗流浃背。在健身房的时候，她还会喝一种维他命水，觉得口味刚刚好，不会太甜，又比矿泉水多点儿果味。因为正处于减肥期间，食物吃得少，她问我：这种饮料真的可以作为日常补充营养素的来源吗？

从补充营养素的角度来说，这些强化饮料确实维生素含量挺高的，一瓶饮料中的水溶性维生素往往可以达到整日需求的60%，特别是其中富含很多白领女性容易缺少的维生素 B 族，对于改善代谢情况，预防神经炎、皮炎等都有意义。不过，这类饮料往往是透明包装，其中维生素比较容易被紫外线等因素破坏。另外，为了视觉效果以及口感，饮料中往往会加入色素和糖，利弊取舍还真是得因人而异。

对于正在大量运动的人来说，人体会先消耗体内的糖分，随着运动时间和强度的增加，无论是血糖、肌糖原，还是肝糖原，都会逐渐被消耗。如果运动量足够大，人体将会在30分钟后开始大量动员脂肪（之前不是完全不消耗，但是量很少），这就是运动减脂最直接的机理。可是，如果你还没等体内的脂肪被调用就"及时"地补充上了能量和糖分，这下还能指望减脂吗？而且从总量来说，一般的维生素饮料或是运动饮料每100ml的热量至少也有25kcal，一瓶也就是125kcal，而一个68kg体重的人爬1500级楼梯也就才消耗250kcal，喝两瓶就白锻炼了！

在《中华人民共和国国家标准：运动饮料(GB 15266-2009)》中，运动饮料定义为"营养素及其含量能适应运动或体力活动人群的生理特点，能为机体补充水分、电解质和能量，可被迅速吸收的饮料"。它们在配方上使用的往往是更容易被肝脏所吸收的果糖，电解质中钾和钠的浓度也比普通的矿泉水高出许多，从而快速为机体补充在运动中出汗所流失的电解质，进而保证肌肉传导的稳定。对于办公室一族来说，如果是一个小时以内、出汗量不非常大的锻炼，饮用纯净水足矣，摄入过多含大量电解质的运动饮料反而会陡增肾脏和心脏的负担。如果每次健身也就一个小时，而且都是在饭后两小时以内，带一瓶清水就可以了，大不了回家再吃点儿水果，电解质也就充足了。如果你经常运动时抽筋，建议多喝一些牛奶，吃一些香蕉、带皮的土豆、柑橘、柚子、瓜类，可以有效补充钙和钾。

其实，健身减肥的一个窍门是，将食品包装上的卡路里值自动换算成在跑步机上挣扎的时间，这样你必然会少吃的。

高蛋白人人爱，能减肥不奇怪

说到减肥，一百个人会有一百条经验和心得，虽然降低能量摄入和增加运动永远是不二法门，但如何更快乐、更有效地安排饮食也一直是无数爱美女士和科研人员的追求。综合各种因素来看，高蛋白饮食似乎还是比较理想的方案。

蛋白质是生命的重要物质基础，早在 19 世纪初，荷兰科学家就发现了动物和植物体内有一种生命必需的物质，从而解释了为什么人类不能长期只靠吃糖生存，还是得吃面包。现在，人们已经知道了面包中其实含有 10% 的蛋白质，筋道的口感和蓬松的结构也正是源于此。但那时人们只能用"Proteios"一词来描述这种物质，其意思是 Primary，表示最重要的。

适量的蛋白质可以满足人体实现各种生理功能的需要，肌肉力量，免疫力，以及毛发、指甲、皮肤的健康等都与蛋白质息息相关。人体每天需要摄入多少蛋白质呢？一个简单的算法是用你以厘米为单位的身高减去105，得到的数值就是你以公斤为单位的理想体重，理想体重再乘以0.8～1.2就是每日比较适宜的蛋白质摄入量。相当于每天吃1个鸡蛋、150g鱼虾或畜禽肉，相当于50g大豆的豆制品量，而摄入理想体重乘以1.5以上的蛋白质含量就可以算作是高蛋白饮食。适宜推荐量是推荐给一般人长期食用的，高蛋白则是为了满足特别的需要，比如说：减肥。

高蛋白饮食最大的好处就是有助于减肥。我们人体在进食后，消化、吸收、代谢活动都会增强，这个过程就会产生更多的能量消耗。如果是纯蛋白质饮食，其中30%的热量都会被这样消耗，因此实际被人体"吸收"的热量会少些。此外，在膳食结构中通过增加蛋白质提供能量的比例，有助于预防减肥时肌肉的流失，为"减脂不减肉"提供了物质基础。高蛋白食物比起一般纯碳水化合物食物饱腹感要强很多，因此血糖不容易骤升骤降，也就不容易让我们回去暴饮暴食。

又有人说了："我听说高蛋白有很多坏处啊，现在不都反对大鱼大肉了吗？而且，高蛋白不是会增加肾脏负担吗？"其实，"大鱼大肉"之所以不好是因为其中的胆固醇和饱和脂肪酸过量，罪不在蛋白质。倒是蛋白质的代谢废物确实需要通过肾脏排出，由于吃了大量蛋白质，就需要更多的水来不断冲刷肾脏，带走废物。那么，这个过程中肾脏承担的"水压"就会比以往高很多，对于已经有肾脏疾病的患者会加剧病情。

要想更好地享受高蛋白减肥带来的好处，有几点注意事项：一定要选择低脂优质蛋白质的食物，比如鱼虾等白肉，对于畜肉则要去掉白色的固体脂肪，而鸡、鸭则要去皮，这都是减少饱和脂肪酸的方法。另外，炖汤后吃肉弃汤则可以降低引发痛风和钠摄入过量的风险。每天 1 袋奶补钙、每顿饭吃适量的主食预防饥饿性酮症，再来 500g 蔬菜和 250g 水果，你的减肥大计便可以重新开始了！

减肥中的你需要吃蛋白粉吗？

我做客某节目时，其中有一期是分析几种传说中的减肥饮品，除了不靠谱的死海盐水、瘦身辣椒外，主持人还举了个减肥代餐的例子。就是用蛋白粉调配相应的果蔬，再加上一些以中长链脂肪酸为主的脂质粉增强饱腹感。

其实，这套代餐从科学角度分析没问题，我在前面的文章中跟大家介绍过蛋白质减肥的机理。我们人体在进食后，消化、吸收、代谢活动都会增强，这个过程就会产生更多的能量消耗，此外在膳食结构中通过增加蛋白质提供能量的比例，有助于预防减肥时肌肉的流失，为"减脂不减肉"提供了物质基础。高蛋白食物比起一般纯碳水化合物食物的饱腹感要强很多，因此血糖不容易骤升骤降，也就不容易让我们回去暴饮暴食。

但是，用上述这些粉状物代替饮食有两个问题很难回避。一个是虽然蛋白粉、脂质粉的成分很明确，便于量化，但是其中也缺乏天然食物的各种植物化合物，很多抗氧化之类的益处难以发挥，对于爱美的女性来说实在遗憾。再一个就是它们都是兑水后完全以流质食用，在胃里的"体积"实在是太小了，容易让人有没吃东西的感觉，两勺蛋白粉和一个鸡蛋热量相同，你说哪个更管饱？

鱼、肉、蛋、奶和豆都是蛋白质的良好来源。以 100g 生重计，鸡蛋含蛋白质 12g，鱼类的蛋白质平均 18g，鸡翅 19g，里脊肉 20 ~ 22g。大豆则是天然的优质蛋白质来源，干豆中蛋白质的数量和质量可与煮熟的鸡胸肉相媲美，达 40%。即便做成豆腐，蛋白质也可达到 8%，而且不含胆固醇，因此是素食者蛋白质的主要来源。牛奶 3% 的蛋白质也意味着每 300ml 即可获得 9g 蛋白质。此外，不但坚果含有 20% ~ 30% 的蛋白质，通过 500g 的米面也能获得相当于一个鸡蛋的 7g 蛋白，就连蔬菜中也有一些……

总之，虽然蛋白粉对于健康人没什么坏处，但如果你每天可以吃到一块手掌大小的肉，那就不用再刻意补充蛋白质了，不如省下这笔钱多买点儿高品质的天然食物，再找个喜欢的地方做做运动。

咖啡、奶茶和蛋糕，咱先戒哪个

和几位朋友小聚，席间有位美女不断感慨自己身材越发臃肿，体检显示体脂含量偏高，前段时间特意办了健身卡，请了私教塑身，却仍不见成效，于是向我请教饮食上有没有什么建议。

我说很简单啊，你通过锻炼能够增加热量消耗和提高基础代谢率，那么饮食上只要减少能量摄入即可。比如从现在开始每天比过去少吃差不多一个汉堡热量的食物，保证 500g 蔬菜、250g 水果，只吃瘦肉，别吃甜点……话还没说完，她就不干了："什么？不吃甜点的话，我活着还有什么意义！"原来，她常常下班后先在甜品店吃点儿东西再回家。

甜点不但热量高，而且很容易升高血糖，促进胰岛素的分泌，并增加脂肪合成，要想减肥绝对不能多吃。这位美女最终决定做出些许让步，让我从咖啡、奶茶和蛋糕三者之中选出一样最不健康的，今后避而远之。这还真有难度，要知道，咖啡、奶茶、蛋糕都是很常见的食物，而且有着丰富的配料，很难横向比较。但是它们有一个共同点，就是要想达到香醇的风味和口感，必然离不开脂肪。脂肪有好有坏，如果从危害程度"小"到"大"做一个简单排序，就是不饱和脂肪酸、多数植物油、天然奶油、猪油、起酥油、完全氢化植物油、人造奶油、部分氢化植物油、反式脂肪酸。从这一点就可以给咖啡、奶茶和蛋糕大致做出判断了。

常见的咖啡中除了能量极低的美式咖啡以外，往往都含有不少糖和脂肪，质量好的现磨咖啡脂肪大多来自纯牛奶中的天然乳脂。乳脂又称黄油、奶油，虽然是动物脂肪，但从分子结构来看，中长链居多，比较容易代谢，相比猪油等其他动物油脂还是健康一些的。然而，一些快餐店或者超市里的速溶咖啡往往为了提高咖啡的香浓程度会使用植脂末。植脂末俗称奶精，顾名思义，是来源于植物脂肪的粉末状固体，其中的主料包括完全氢化植物油或者部分氢化植物油。部分氢化植物油中就含有反式脂肪酸，对心血管系统有很大的危害。

奶茶其实和咖啡类似，纯天然的高品质奶茶不但保留着牛奶的香浓，还保留了茶叶的抗氧化物质，只不过同样为了口感会加入较多的糖和脂肪。然而，街头的廉价奶茶用料可就没那么足了，不但会用香精、色素，而且使用含有部分氢化植物油的植脂末，反式脂肪酸含量很高，很容易超过安全限量。

最后再来说说蛋糕，给蛋糕裱花的那层奶油是不是也含有很多反式脂肪酸？那层"奶油"是以糖为主要原料经均质制成的水包油型油脂制品，脂肪含量约20%。其中的油脂成分一般是极度氢化的棕榈油或者椰子油，因此反式脂肪酸含量并不高。

综上所述，如果从脂肪的角度来打分，奶茶的评分毫无疑问是最低的，应该首先抛弃。

其实，适当的脂肪是人体所必需的，哪怕是反式脂肪酸每天摄入少于 2g 也是不会产生危害的，所以关键还是量的问题。甜点虽然可以用来改善心情、减轻压力，但永远只能"点"到为止。

轻食主义：

轻食主义，顾名思义，就是提倡一种简单、轻松、自然的饮食方式，以清淡、分量少为特征，这与低热量、低脂肪、低盐等众所周知的减肥原则不谋而合。在食物的选择上，"轻食"在于尽量选择低盐、低糖、低脂肪和膳食纤维丰富的食物。它和普通低能量节食的区别在于，轻食主义要求尽可能选择饱腹感强的食物，这样可以在同样能量摄入前提下更容易让人有满足感。

三大产能物质中，脂肪提供热量的效率最高，碳水化合物被消化的速度最快，因此较高的蛋白质摄入就成了轻食主义所看重的饮食选择。具体到食物上，到底哪种高蛋白食物更有利于瘦身呢？从尽可能少的饱和脂肪酸和胆固醇、尽可能多的优质蛋白质和脂肪酸的角度来说，三文鱼等鱼虾类首屈一指，而再考虑成本的话，大豆制品、鸡蛋清、鸡胸肉"性价比"可谓最高。而对于身体较弱、容易贫血的女性来说，牛肉等红肉中的血红蛋白则是补铁的"良药"。说来说去，只要你吃的肉上没有常温下呈现固态的"白色脂肪"，那么采用蒸、煮等无油烹调的方法比到底选择哪种肉更重要。

蔬菜有不同颜色、不同类别，哪种最适合瘦身时食用呢？其实比起其他种类的食物，蔬菜可谓能量密度最低的了，（淀粉类蔬菜不算）可以让你在吃饱的同时摄入更少的热量，对于需要减肥的人来说"尽情吃"似乎都不为过。就都市人的一般饮食习惯来说，蔬菜和膳食纤维摄入不足往往是结伴出现的，高纤维的粗粮、薯类有些人可能不习惯，那么家里多备一点儿颜色鲜艳的胡萝卜、彩椒、南瓜总可以吧？它们的颜色来自其中丰富的类胡萝卜素，对于保护视力、抗氧化有着非常大的作用，而且其中的营养不太容易被破坏（南瓜储存期间很少见黄色褪去）。在深色蔬菜中，最受到营养学家推崇的是十字花科类，比如各种颜色的甘蓝、油菜等，不但含有较高的黄酮和纤维素，口感也很不错，而且只需简单焯一下便可食用。

轻食主义简单的态度让人很容易实现少食多餐，富含膳食纤维的食物模式也有助于保持血糖的平稳。但要注意的是，从长远的影响来说，毕竟只有多样化的食物才会提供更加均衡、全面的营养，而且增加运动量更有助于促进新陈代谢、消耗脂肪。

减肥注意厌食症：

"When I was young, I'd listen to the radio..." 每当这经久不衰的旋律响起，有多少人心中都会泛起一阵阵涟漪。*Yesterday Once More*（《昨日重现》）这首歌来自著名的卡朋特兄妹，他们被认为20世纪70年代至80年代初最红的乐队组合，然而事业的辉煌因1983年卡伦·卡朋特长期严重的神经性厌食导致突然离世而告终。

神经性厌食是咋回事？为什么会致人死亡？

神经性厌食在经济条件较好的年轻女性中很常见。典型的情况是：一个比较好强、追求完美的女生听到别人说她胖（到后期往往已经很瘦了仍然不满足），于是开始减肥。然而，由于追求快速减重，基本不吃什么东西，逐渐肌肉、内脏的蛋白质等营养物质都被自身所分解来提供能量，对身体各个方面造成很大的损伤。而同时，她自己不觉得这是在遭罪，甚至为了同时缓解饥饿感和保持身材，选择在别人问起的时候撒谎说自己吃饱了，而在别人不注意的时候偷偷催吐，把刚吃下的食物都吐掉。长此以往，给自己身体造成一个假象——"吃了东西也没用"。于是，慢慢地看到食物也不再有食欲，甚至会感到恶心，得像吃药一样一口口吃饭。这个神经反射建立之后，往往会形成恶性循环，很难恢复。

听上去很恐怖吧？卡伦·卡朋特就经历了这样一个痛苦的过程，最终在一次演出后的休整时，神经性厌食导致的心脏病突发而死在了父母的怀中（心脏肌肉在长期营养不良过程中会被分解一部分，已有报道青春期的节食对于人的寿命都会有影响）。家人回忆，卡伦其实一直都非常在意自己的形象，自从发现眼角出现皱纹以后，更加希望通过节食的方式保持形象。而且，神经性厌食的一个特点是患者自己的意识里不认为自己不健康，精神依旧很好。而这个状态会进一步加剧对身体的损耗。

卡伦的悲剧发生之后，无论是医学界还是演艺界都对神经性厌食更加重视了，疾病的诊断、治疗方案也越来越明确。对于预防来说，关键还是从青春期开始就建立起对体形、健康的正确认识。

有一种声音特别好听，不是吉他、钢琴的演奏声，而是碧海蓝天的声音，很多时候不用太在意别人，自然一点儿就好。

警惕"不靠谱减肥法"

★局部减肥不可能

减肥其实是全身呈比例地缩减，对大多数人来说，体形是由基因和激素决定的。

★只吃水果很危险

这种减肥方法的优点：能量低会减重；低脂高纤降血脂；维生素、矿物质丰富，符合"清肠"和"健康"想象。然而缺点也很明显：蛋白质摄入不足，肌肉分解，对肾脏、心脏产生永久性损伤；瘦体组织减少，基础代谢减缓，更容易反弹；糖、纤维过多对血管和胃肠不利。

★不吃主食不可取

1979 年，时年 54 岁的撒切尔夫人曾在大选前依靠高蛋白质饮食法减肥（据食谱，她一周会吃 28 个鸡蛋），结果是她在两周内瘦了约 9kg。高蛋白减肥法口感相对容易接受，比起光吃蔬菜、水果减肥能有助于预防肌肉流失，确实比较适合短期减重。但同时也会增加肝肾的负担，糖尿病患者盲目低碳水化合物减肥还容易出现酮症酸中毒，出现疲劳、口臭、大脑功能障碍，有一定的危险性。对碳水化合物需控制，但不应完全戒除。

★别迷信减肥食品

国家食品药品监督管理总局也曾通报减肥保健品常常会添加西布曲明（减肥药）、酚酞（泻药）。

至于零热量食物，根本就不存在。

★咖啡减肥

可以暂时提高代谢，但是并不能减肥。

★不吃晚餐减肥

少吃一顿饭自然是能减肥的，但其作用关键还是因为控制了热量。

★流汗不等于减肥

流汗只能说明你体温变高开始需要降温了，跟消耗热量并没有直接关系。

★利用月经周期减肥

月经周期时，人体基础代谢率会发生变化，比如黄体期体温会升高，理论上基础代谢率会升高 50 ~ 100kcal。

★拉肚子减肥法

水分流失自然体重会下降，而且伴随着腹泻，很多营养物质也在流失，能量摄入不足会变瘦。可是，这种方法容易使肠道运动功能紊乱，发展成便秘甚至影响肠道菌群使人体免疫力下降。蒽醌类泻药还有可能导致结肠黑变病。

★不睡觉减肥

减少睡眠时间（比如 5 个小时）确实很多人会瘦，不过显然是累瘦了。

★蜂蜜减肥不靠谱

按照"蜂蜜断食法"倡导者的说法："蜂蜜是一种天然的营养品，性和、润肺润肠，不仅有利于增加肝脏解毒能力，而且有健胃、助消化等效果。它的热量还十分低，具有优良的杀菌效果与解毒效果。它有助于把体内积聚下的废物排出体外，改善便秘问题，让全身的新陈代谢功能得到改善，使得那些由于不能很好地消耗而在体内积聚下来的多余脂肪作为能量得到燃烧。"甚至把蜂蜜和咖啡做比较，告诉大家喝蜂蜜减肥好过喝咖啡。

这是大错特错！知道为什么甜饮料反复被很多营养学家批评

吗？就是因为其中有 4% ~ 10% 的果葡糖浆，而蜂蜜 70% 以上都是与果葡糖浆类似的葡萄糖和果糖，说蜂蜜也是一种糖浆并不为过。蜂蜜最主要的特点就是容易消化、吸收和热量高，首要作用就是提供能量。倘若你喝糖水减肥也能瘦身的话，那我想完全可以选择其他更加健康、安全的方法。

蜂蜜作为一种传统的天然食物，对于丰富我们的食物库，增加食物多样性是有必要的。至于所谓的"多种微量糖，如麦芽糖、松三糖、棉籽糖……""含有人体需要的：18 种氨基酸，多种有机酸，6 类活性酶，7 种维生素，10 多种生物类黄酮，多种矿物质，芳香物质，胶体物质，以及来源于蜜蜂采集的固体颗粒物如植物花粉……"它们虽然种类不少，但含量都很少，其实都可以通过其他食物获得，整体健康效果比不上多吃蔬菜、水果。

到底我们还喝不喝蜂蜜呢？虽然蜂蜜没有过于神奇的功效，但还是有很多用途的。蜂蜜含很多的果糖，相同热量下，比一般的白糖甜度更高，我们应当能利用好这个特点从而减少糖的用量，但如果你觉得它热量稍低些而放心地大吃特吃就得不偿失了。此外，清晨空腹喝一杯蜂蜜水，对于便秘也有一定的缓解作用，而且此时的你血糖正值低谷，自然不用太在意蜂蜜中的热量了。同理，蜂蜜水也可以作为补充能量的运动饮料。当你嗓子疼的时候，也可以买点儿蜂蜜制品含服。

我们千万不要把自己当作各种减肥方法的试验体，多了解些信息，多些独立思维，就能减少很多健康风险。

★ 普洱茶减肥法

到底每天怎样喝普洱茶才能减肥？

各种减肥方法层出不穷，虽然谁都知道"迈开步子，管住嘴"是根本，但是在屡屡失败的情况下，人人都希望有一种既简单又有效的方法来瘦腰瘦臀，传说中最能"刮油"的普洱带给了人们希望。

根据茶叶加工过程中多酚类物质氧化的程度，一般可以将茶叶划分为不发酵的绿茶、微发酵的白茶、轻发酵的黄茶、半发酵的青茶（如乌龙茶）、全发酵的红茶和后发酵的黑茶（如普洱茶）六大类。其中，普洱茶是云南特色茶，它从明代开始发展，清代进入全盛时期，现代普洱茶是将晒青毛茶经过发酵处理精制而成的茶叶。晒青毛茶在微生物酶的促进作用和湿热作用的影响下，茶多酚氧化、缩合，蛋白质和氨基酸、碳水化合物分解，各种组分产生缩合、聚合等一系列反应，从而产生了复杂的化合物。目前，研究大多停留在对其提取物的动物性实验中。

研究发现，绿茶、红茶、普洱茶都具有很强的抗氧化作用，而且经过发酵的普洱和红茶比绿茶效果还要好一些。原因可能在于经过长时间的发酵和储藏，茶叶的化学成分产生了变化。比如普洱茶成分中几乎不含有红茶、绿茶中的单体多酚、茶黄素和没食子酸，而产生了特殊的多酚类物质。大量的动物实验证明，茶多酚可能影响脂肪细胞和前脂肪细胞的生理功能。

整体来讲，目前还不能提供明确的证据表明茶叶与体重有关联。倒是有法国的一项临床研究表明，中型肥胖者喝含有25%EGCG的绿茶3个月后，体重下降4.6%、腰围减小4.5%。喝茶后，体重减轻可能的机理包括减少能量摄入，增加能量消耗，改变肝脏、肌肉和肠细胞活力等。然而，这些都跟具体成分的剂量、摄入方法有关。

所以对于你来说，不妨试一试我提供的这种普洱茶减肥法：

早餐之后在出门前喝一大杯淡普洱茶，大概 400ml。中午，吃饭的同时喝一杯浓普洱茶，大概 300ml，饭后开始半个小时的散步或者其他的有氧运动。下午再喝大概 500ml 的淡普洱。这样既不会影响睡眠，又有助于延缓饭后血糖升高，减少大量胰岛素使得脂肪堆积的情况。

总之，减肥的关键的确是减少全日膳食能量摄入、增加运动，通过一些尝试找到最适合自己、能够坚持的方法才是最好的。

★用巧克力减肥？请三思

记得一部美国电影里，美丽的女主角曾说过：你不能拒绝巧克力，就像你不能拒绝爱情。巧克力被古代阿兹特克人奉为"神的食物"，这不无道理。

现代科学发现，巧克力中的多酚类抗氧化剂有助于清除体内的自由基，提高胰岛素敏感性；可可碱、咖啡碱等物质有助于加快血液循环，促进新陈代谢；可可脂中的硬脂酸可以奇迹般地降低胆固醇；令巧克力略微苦涩的单宁能预防龋齿；苯乙胺被认为是大脑产生恋爱般愉悦感的"始作俑者"……

人群观察实验也证实了巧克力诸如抗氧化、改善血管内皮细胞功能等效用。欧洲肝病年会上的一份报告就指出，每天食用一定量的巧克力对防治肝硬化和高血压有帮助。值得注意的是，这些对健康显著有利的巧克力往往都是高可可含量、低糖分的黑巧克力。

近年来，"常吃巧克力可保持健康，黑巧克力有助于减肥"的观点渐渐流行起来。对于那些很难抵御巧克力诱惑，却仍纠结于"减肥"二字的人来说，这简直是天大的好消息。然而，事实真的这样美好吗？

　　首先，让我们来了解一下巧克力的制作工艺。电影《查理和巧克力工厂》的片头形象地展示了现代巧克力的制作过程：以可可豆为原料，经过发酵、干燥、脱壳、焙炒、融化制成可可液块，经过压榨得到可可脂和可可饼块。前者在35℃左右（接近体温）便可完全融化，是巧克力"只融在口"的原因；后者继续研磨便有了可可粉。可可液块、可可脂、可可粉三大可可制品加上不同的配料混合、精炼、浇模成型，就成了我们所熟识的巧克力。

　　市面上常见的巧克力中，牛奶巧克力以其香甜的口感成为人们的最爱；黑巧克力与之相比朴实许多，简单说来就是不含乳成分；为迎合年轻女性口味而设计的白巧克力更是连褐色的可可粉都没了，仅保留乳黄色的可可脂，可过分追求甜度也使白巧克力的糖分成为巧克力家族之冠，可可脂带来的健康益处被抵消殆尽；果仁巧克力则是在牛奶巧克力的基础上添加松脆的果仁，可可含量会相应下降。

　　除了巧克力本身的品质以外，什么时候吃、吃多少对于能否减肥也很关键。黑巧克力具备饱腹感强、降低食欲、营养丰富的优点。不过请注意，那些利用巧克力成功减重的案例对象往往减肥前十分肥胖（BMI>30），而且每日动辄100g的黑巧克力摄入量也并不适合普通人。

　　任何一种减肥方法，首要任务是控制总能量摄入。巧克力毕竟是一种高能量密度食物，每百克热量均在500kcal以上，临产产妇吃它可用来恢复体力，有助于分娩，可对于立志减肥的女性来说，这热量可以抵上一顿饭了。除非是用黑巧克力代替其他高热量、高脂肪、高盐分、低营养价值的垃圾食品，否则贸然摄入只有增肥一个结果。

另外，食用可可脂尽管很健康，但它终究是脂肪的一种。对于大多数人来说，每日脂肪提供的能量不应超过总能量的30%，各种脂肪的总量应当限制在80g以内，否则会大大增加心血管系统疾病的发病率。爱吃巧克力的人还普遍爱吃肉类、油炸食品，仅食用油一项每天都会超过40g，留给巧克力的"配额"又能剩多少呢？优质黑巧克力的可可脂可是有近50%呢！

想要皮肤好，水果不是美容万用药

要想皮肤好，注意防晒、清洁、保湿、睡眠好、心情好和饮食规律，缺一不可，吃什么只是其中一环，更何况基因和大环境往往是决定性因素。

★美白

怎么美白？最重要的就是防晒！具体方式包括减少户外活动、利用环境遮挡、穿戴防护衣帽和太阳镜、涂抹防晒霜、避免晒黑等。每天涂抹 SPF15 以上的防晒霜效果会比间断涂抹高倍数的要好，不过要注意每隔 2 ~ 4 个小时补涂。当然啦，你也可以考虑纯正的物理防晒。

面对光老化，饮食一般建议控制总热量，减少富含糖、脂肪的加工食品、加工红肉及酒类。多吃粗粮、全谷和豆类食物，一些富含黄酮类抗氧化成分的绿茶、深色果蔬也很不错。

★控油

控油的关键是保护皮肤皮脂腺功能的正常，如果你天天洗头、频繁洗脸（包括天天敷面膜）反而会破坏皮脂腺，使得皮肤越来越干燥。除了避免热水洗脸、及时涂抹保湿护肤品、保证休息外，饮食上关键是清淡少油，而且不要让血糖水平剧烈波动，避免单独喝可乐，吃甜食、白面包等高血糖指数食物。有条件的话，建议配点儿蔬菜、富含蛋白质的食物。除此之外，补充 n-3 系不饱和脂肪酸、β - 胡萝卜素等对部分人可能有效。

★痤疮（痘痘）

痤疮是一种发生于毛囊皮脂腺的慢性炎症性皮肤病，主要受雄激素调控。青春期的痤疮是由雄激素水平上升，皮脂分泌增多，毛囊口堵塞，痤疮丙酸杆菌大量繁殖引发。

预防痤疮的 9 条建议：

1. 不熬夜，保证每天 7 小时的睡眠。

2. 多喝水。

3. 少吃炸鸡、烧烤等高饱和脂肪酸食物。

4. 少吃精制淀粉、糖果等高 GI 食物。

5. 每天摄入 500g 蔬菜、1 个水果。

6. 不要过度清洁皮肤。

7. 要勤洗头。

8. 重度污染时少出门。

9. 防晒。

总之，要想肤质变好，在饮食方面请记住：维生素 C 很强大，拒绝甜食和甜饮料，以植物性食物为主。

养发、护发

★头发发黄

头发发黄多是遗传造成的，而缺乏蛋白质和微量元素铁、锌、铜、钙也可能导致头发发黄。建议饮食上多样化，保证每天 100g 以上的瘦肉以及充足的蔬菜和水果，再保证每周吃一些坚果和全谷类食物。另外，建议每天吃一片复合维生素矿物质补充剂。

★脱发

理论上来说，每天脱发 100 根以内都是正常的，不用太担心。如果超过这个数量建议去皮肤科就诊。

女性脱发的原因，往往跟贫血、蛋白质营养不良以及精神紧张有关。注意不要盲目节食，保证每天一个扑克牌盒大小的瘦肉和一个鸡蛋。还可以试试这个方法：睡前洗个热水澡或者锻炼一会儿到微微有疲劳感，再坚持喝一杯热牛奶，牛奶中加几片 B 族维生素片，保证 7 小时以上的睡眠，少喝咖啡等刺激性饮料。

男性脱发往往与雄激素分泌（遗传因素）关系最为密切。双氢睾酮（DHT）是一种非常强的皮脂腺促进剂，雄激素在 5-α 还原酶的作用下会转化为 DHA，会作用于前列腺、皮脂腺和毛囊细胞。换言之，DHT 水平高的人，比较容易脱发、出油，甚至前列腺增生乃至癌变。这就是为什么目前治疗男性脱发的非常重要的口服药物非那雄胺，同时也用于治疗前列腺肥大……

　　总而言之，饮食对养发的作用往往不大。除上述女性注意事项外，注意少吃甜食，多吃点鱼和大豆调节体内脂肪酸的平衡，还可以吃一些维生素 B 族补充剂来预防脂溢性皮炎。

子宫健康

★痛经、经前期综合征

1. 每天喝两杯牛奶补充钙质，补充一些维生素 B_6，减少肉类、全脂乳制品等饱和脂肪酸，增加多不饱和脂肪酸（如鱼油），这些营养成分都有助于稳定情绪，吃饭的时候注意放松。

2. 注意保暖，避免寒冷刺激造成的脏器过性缺血或痉挛性疼痛，避免大量进食冷饮。除了热敷外，还有一种方法是从经期开始前 3 天起，连续 5 天服用 400mg 维生素 E 来改善子宫肌肉血液循环。

3. 痛经的主要原因在于经期分泌的前列腺素（没错，女性也有）过多。排除妇科疾病后，可以在医生的处方下借助非甾体类止痛药（比如布洛芬），辅助改善痛经。

★内分泌失调

有一个科叫作内分泌科，这个科治疗的疾病包括糖尿病、骨质疏松、肥胖、痛风……此外，很多女性所谓的"内分泌失调"需要去妇产科找大夫"调理"。

★凝血功能不好

少吃生冷刺激性的食物（比如大蒜），其他正常饮食即可。

★月经延迟

月经延迟与精神因素有很大的关系，少吃红肉、多吃鱼类有助于调节体内雌激素和脂肪代谢的平衡。在排除怀孕的情况下，延迟很长时间记得就医。

　　★月经少

　　从营养角度看，首先考虑脂肪含量，你是否非常消瘦？营养不良有可能导致月经异常减少。此外，饮食极其清淡有可能脂肪摄入不足，注意每天坚持吃 150g 瘦肉、1 个鸡蛋，再吃一些坚果有助于预防营养不良。

　　★经期紊乱

　　最重要的是注意铁的补充，比如全血制品、动物肝脏、瘦肉，还应该多吃蔬菜、水果，补充维生素 C 有助于身体的恢复。

　　★脸色不好

　　脸色不好最常见的原因是睡眠不足，戒除咖啡、可乐、酒精等，坚持每天 150g 瘦肉、1 小时的慢跑、大量蔬菜和水果，以及搭配维生素 C、维生素 B 族药片。此外，还应警惕快速减肥和偏食。

补铁不能靠菠菜

　　以 100g 计，我国菠菜平均含铁量是 2.9mg，这个数值在蔬菜家族中绝对算是佼佼者。要知道哪怕猪肉、鸡蛋也不过是 1.6mg 和 2mg。不过，想靠菠菜来满足人体对铁的需要并不靠谱。

　　全世界大约 20% 的人都有缺铁性贫血，中国营养学会建议的每日铁摄入量为成年男性 12mg、女性 20mg，孕中期、哺乳期 24mg，孕晚期 29mg。照这个算法，是不是一个人吃 500g 菠菜就可以满足需要了？很可惜，除了含量，我们还得考虑吸收率和利用率的问题。食物来源的铁可以分为血红蛋白铁和非血红蛋白铁，蔬菜、豆类、谷类、海藻、蛋、奶酪、贝类中的铁都是属于不容易吸收的非血红蛋白铁。例如，同样是含铁丰富的食物，牛肉中的血红蛋白铁能吸收 20% 以上，大豆、鸡蛋中非血红蛋白铁的吸收率就只有不到 10%。此外，菠菜中还含有大量的草酸，草酸可以与多种矿物质结合，从而影响吸收，因此菠菜中铁的吸收率只有 1%。换句话说，6000～7000g 菠菜才抵得上 50g 猪肝，估计不等你吃完，脸都该绿了。真想补铁还是得靠动物肝脏、全血制品、鱼类和畜禽肉类。

虽然补铁不靠谱，但菠菜也有可取之处。作为一种深绿色蔬菜，它含有极丰富的 β- 胡萝卜素，营养价值还是蛮高的。菠菜还含有丰富的维生素 C，可以增加对其他食物中铁的吸收率。

抗衰老

胶原蛋白

胶原蛋白，人体自身可以合成，只要保证足够的优质蛋白质（肉类、大豆）和维生素C即可，正常人没必要吃单独的胶原蛋白产品。

抗衰老食物

看如何对"抗衰老"下定义了，严格意义上说，现在没有任何证据证明某种药物或者食物能够抗衰老，我们只能寄希望于"健康地老"，预防一些慢性病，提高生活质量。因此，均衡饮食是最重要的，其中性价比最高的是多吃蔬菜、水果。真要推崇某一种食物的话，枸杞不错，传统文化中有"红宝"一说，而且含丰富的 β - 胡萝卜素，有抗氧化的作用。枸杞多糖，在很多动物学实验中被认为对于多种慢性病都有防治作用。

★燕窝

其实，燕窝没什么特别作用。吃肉远比吃燕窝好。另外，每天可以服用 400mg 维生素 C，也有一定的美容效果。

★ 人参

人参的主要功能性成分人参皂甙有抗氧化、提高神经系统功能等作用，但从营养角度来说不太建议普通人群自行服用人参，最好咨询相关医生。

★ 珍珠粉

市面上的珍珠粉主要成分是碳酸钙，作用也就是补钙，作为抗衰老食物，性价比并不高。

丰胸

木瓜不丰胸

流言：

现实中，拥有一对自然挺拔的乳房是许多女性的梦想。许多女性被发现"尺码"增大后，都信誓旦旦地供出木瓜是她们的丰胸秘籍。至于原理，有的说是古籍记载，有的说是木瓜酵素和维生素 A 在起作用。木瓜真能丰胸吗？

真相：

木瓜能丰胸，这个说法的起源恐怕还是木瓜丰满、多籽的形象，给了人们"以形补形"的想象空间。

很多人误以为"木瓜丰胸"的说法来自中国传统医学。对这个问题，需要澄清的是：中国传统医学里说的木瓜是指"宣木瓜"（蔷薇科木瓜属），而我们现在水果摊上见到的品种却是番木瓜（番木瓜科番木瓜属）。对于宣木瓜，无论是传统医学文献还是现代药典，其功效都没有提到丰胸。在关于丰胸的讨论中，大家所提到的更多是番木瓜。

番木瓜能丰胸吗？我们接着慢慢来分析。

在木瓜能够丰胸的流言中，有些流言这样阐释它的"原理"：木瓜酵素和维生素 A 能刺激女性荷尔蒙分泌，有助于丰胸；木瓜酵素还可分解蛋白质，促进身体对蛋白质的吸收。

其实，"酵素"一词来自日语，翻译成汉语就是"酶"，木瓜酶和木瓜酵素是同一种东西。广义的木瓜酶指的是木瓜蛋白酶（Papain）、木瓜凝乳蛋白酶（Chymopapain）、淀粉酶（Amylase）等组成的复合酶。

所谓"蛋白酶"，它的功能就是分解蛋白质。它能够把蛋白质大分子打碎成小的片段。大名鼎鼎的嫩肉粉中的主要成分就是木瓜蛋白酶。它可以分解肉类中的蛋白，让肉的机械强度变小，从而让肉变软、变嫩。国外也有将木瓜汁液滴在牛肉上让牛肉更鲜美的烹调方法。

然而，蛋白酶必须和蛋白质直接接触才能产生作用。我们把木瓜吃到嘴里，木瓜酶顺着食道滑到胃中。在这里，被胃蛋白酶分解了（木瓜酶本身也是蛋白质），根本不会有完整的、有活性的木瓜蛋白酶发挥丰胸的作用。更何况，以上考虑的还是生吃木瓜的情况。如果是煮木瓜汤，木瓜酶早就受热失去活性了。总之，用这个观点来证明吃木瓜能够丰胸，纯属无稽之谈。

维生素 A：人体需要，不丰胸。

木瓜含有丰富的类胡萝卜素，在人体内可以转化成维生素 A，这个过程的转化率并不高。如果短时间内胡萝卜素摄入过量，转化率还会大大下降。某种层面上说，这样不容易使维生素 A 补充过量，因此吃木瓜是一种比较安全的补充维生素 A 的方式。

但关键是，维生素 A 并不存在刺激雌激素分泌的作用，因此对于丰胸并无任何功效。

怎样让乳房变大

这就得从乳房的结构说起。抛开皮肤、乳头、乳晕的部分，乳房实际是由乳腺腺体、脂肪组织和结缔组织组成的。此外，胸大肌由于有支撑作用，也会影响到乳房的外观。

长乳腺？除非是激素。

乳腺体积约占乳房的1/3。青春期乳房发育就是受到了卵巢分泌雌激素的刺激，各种丰胸诀窍其实也都是围绕着刺激雌激素的分泌。

为了让乳腺组织变大，有一些丰胸方法推荐服用含有雌激素或者可使雌激素增效的保健食品（甚至药品），然而其结果很有可能风险大于收益，比如导致乳房肿块、儿童性早熟，搞不好还会出现巨乳症。

常常见到一些丰胸食疗法建议抓住月经后的一周"食补"，其实这种说法是利用了人体自然规律造成的错觉：在一个月经周期内，随着排卵期的临近，乳房在雌激素的影响下体积逐渐增大。有些女孩在排卵期甚至会出现胀痛。如果你恰好观察的是这几天的过程，自然会误以为食补产生了"奇效"。

很多人认为喝豆浆也能丰胸，是觉得大豆异黄酮由于分子结构与人体内分泌的雌激素雌二醇很类似，有类雌激素作用。其实，大豆异黄酮的类雌激素作用，主要是对绝经期后雌激素分泌不足的人群有效。如果你本身雌激素水平高，大豆异黄酮反而会与雌激素产生竞争性抑制，表现出抗雌激素的作用。

长结缔组织？基本不太可能。

结缔组织主要是起到悬挂乳房的作用，简单来说就是防止乳房下垂。除了过度拉伸导致组织断裂外，一般外界因素不会对它产生多大的影响。更何况，它的效果怎么也比不上戴一款合适的胸罩。

长脂肪？你不是要减肥吗？

说来说去，乳房大小的决定权还是掌握在脂肪组织手里，它是乳房中的主要组成部分，占了近 2/3 的体积。有些女生为了腰围疯狂节食，结果洗澡照镜子时看到上身就开始尖叫……三围中，乳房脂肪比例最大，当然"缩水"也最明显。至于什么花生猪蹄汤、山药炖羊肉，只要你胖起来，乳房自然会变大，所以保持胸围还得均衡饮食，不能盲目减肥。

练肌肉？小心适得其反！

乳房靠结缔组织挂在胸肌上，通过锻炼，胸肌的支撑可以让乳房看起来更加"挺拔"……这也是各种丰胸健美操的主要原理。不过，锻炼也会使得脂肪变少，最极限的效果看看女性健美人士的乳房大小就明白了。

关注乳房健康：乳腺癌的预防

2013 年 5 月 14 日，安吉丽娜·朱莉在《纽约时报》发表了一篇文章，对外公布了其进行双侧乳腺切除手术的事。这种面对疾病迎头而上的勇气，甘愿放弃隐私以唤醒更多女性对乳腺癌重视的举动，堪称伟大。

如果你的一级或者二级亲属中，有罹患卵巢癌或者乳腺癌者，推荐你去做一下安吉丽娜·朱莉这种BRCA1/2基因检测。相对于常规的乳腺切除术来说，朱莉的这个手术保留了乳头和皮肤脂肪层，因此在配合微整形后外观上还是可以补救的。

其实，乳腺癌绝不是女性的专利。世界范围内，罹患乳腺癌的男女比例为1:100。根据美国国家癌症协会的数据，早期乳腺癌的5年生存率高达90%，而晚期5年生存率则降到15%左右。

因此，女性坚持乳腺检查，40岁以上女性每年做一次钼靶检查（国内建议先做超声），早期发现、早期治疗是"性价比"最高的选择。不过，根本还在于生活方式上的预防！

根据最新数据显示，全国恶性肿瘤死亡占据第一位的仍是肺癌。男性其他癌症包括肝癌（小心肝炎，也别喝酒了）、胃癌（注意饮食卫生和检查幽门螺杆菌）、食管癌（告别腌菜和烫食吧）和结直肠癌（注意筛查），女性其他癌症包括胃癌、肝癌、结直肠癌和乳腺癌。

除了戒烟外，国际上很权威的世界癌症研究基金会（WCRF）曾给出三条生活方式上的防癌建议。

第一，健康体重范围内尽可能地瘦。

BMI的计算方法，是以公斤为单位的体重除以两次以米为单位的身高。与BMI增加有关的慢性疾病主要包括以下几种。①心血管系统疾病，包括心脏病和脑卒中，目前已经成为全球范围头号致死原因。②糖尿病，已经成为全球性的流行性疾病。世界卫生组织预测，在未来10年中，由糖尿病导致的死亡将增加50%。③肌肉骨骼疾病，比如肥胖患者更容易患关节疾病。④某些癌症，如子宫内膜癌、乳腺癌、结肠癌。国人BMI正常范围是

18.5 ~ 24，但如果想降低癌症风险，应尽量控制在 20 左右。当然，如果你经常锻炼、体脂肪含量较低，那么BMI高一点也很正常。

第二，每天锻炼至少 30 分钟，有氧运动为主。

跑步、走路、骑车和游泳都是很好的锻炼方法，抗阻力性训练对于保持肌肉的强健、预防代谢性疾病也很有好处。真正的运动爱好者恐怕也轮不到我提醒，那些抱怨自己稍微跑跑就腰酸腿疼的朋友，我建议从每天坚持早、中、晚做三遍广播体操开始。

第三，避免高糖、高脂、低纤维素食物。

拿乳腺癌来说，目前比较明确的是高脂肪、低膳食纤维饮食以及加工肉类（培根等）会增加风险。至于常常被素食主义者诟病的鲜瘦肉、蛋、牛奶，并没有明确证据证明有害，因此我认为每天坚持100g 瘦肉（半个手掌大小）、1 个鸡蛋、250 ~ 500ml奶制品（1 袋牛奶、1 杯酸奶）还是利大于弊的。

至于烤肉、蛋糕房里的甜点啥的还是敬而远之吧。尤其要提醒的是每天餐盘中应该一半是蔬菜和水果。2014 年 3 月，乳腺癌杂志上一项荟萃分析报告就指出，柑橘类水果的摄入与乳腺癌风险呈负相关，约降低 10% 的风险。

对了，女性如果对自己的孩子用母乳喂养超过六个月，就可以降低患乳腺癌概率 5%。另外，如果有乳腺癌的家族史，你就不能再参考一般男性 25g、女性 15g 的每日酒精限量了，还是不喝为妙。

至于长胸不长肉的营养餐？你还是放弃吧。

孕育准备和知识

女性备孕指南

无论你是所向披靡的职场强人还是才高八斗的无敌学霸，当你面对孕育健康宝宝的任务时恐怕还是会感到手足无措吧？

怀孕前的健康状态会影响到你自己以及未来孩子的健康，因此这时最好先列一个清单，以便清楚地告诉你需要做哪些事，一步步纠正过去无序的生活。通过点滴改变让自己更加健康，相信你的孩子会感谢你的！

1. 列个清单

我相信你肯定知道自己有哪些严重的问题，请列出 2 ~ 3 个可改善目标，尽力去实现它们。

我要做到

目标 1：_____

对策：_____

目标 2：_____

对策：_____

目标 3：_____

对策：_____

承诺时间：_____

签字：_____

2. 了解政策

了解一些相关政策，比如国家对怀孕人群的保障，怀孕时假期、工资的影响。如果是在职员工，需要学习《人口与计划生育法》和《劳动合同法》中对你的保护，与同事沟通，多了解单位规定，以便安排好工作。

3. 学习避孕

你没有看错，在你没有做好健康怀孕的准备前，你有必要掌握相应的避孕方法。另外，如果你有一些可能影响怀孕的疾病，请及时去医院就诊并遵医嘱。

4. 计划 + 咨询

请认真思考以下问题：

我想在多大岁数时要孩子？

我是要生一个还是两个孩子？

作为父母亲，我有没有保护孩子的能力？

最后，带着自己的体检报告和这些问题的答案向专业人士请教，比如去看医生，告诉他们疫苗接种情况、血液生化检查、生活方式、妇科疾病、体检结果、遗传病史。

5. 嘱咐丈夫

妻子需要提醒丈夫在备孕期间停止吸烟和饮酒，远离（不要使用）化肥、杀虫剂、重金属、猫或老鼠的粪便、生肉，预防和治疗有关疾病。

另外，请了解一下丈夫的心脏病、血液病家族史。

6. 多吃健康食物

为了自己和未来宝宝的健康，请放弃垃圾食品，选择健康食品。

具体健康建议：

①避免酒精；

②大量饮水；

③每天至少 500g 蔬菜；

④保证每天 100g 以上的瘦肉补充铁（植物性食物如红枣的效率远不如红肉）；

⑤不能不吃主食，小心低血糖；

⑥每天喝 300 ～ 500ml 脱脂牛奶；

⑦少摄入咖啡因；

⑧充足睡眠。

可以列出一份自己最近一周所吃食物的清单，包括食物种类、进食量、就餐地点，然后到当地医院营养门诊就诊。

7. 减少在外就餐的次数

在外就餐，为了口感难免摄入较多的油、钠等，聚会期间也容易受到二手烟和酒精的侵袭。

8. 开始运动吧

制订一个切实的运动计划有助于保持健康，基本要求是每周 150 分钟中等强度的锻炼。如果你做不到 7 天中 5 天每天 30 分钟的锻炼，那你至少可以安排每天 3 次 10 分钟的高强度训练。

最好写出来提醒自己，比如：

①时间：上下班 ／ 方式：骑车 ／ 时长：20 分钟

②时间：晚饭后 ／ 方式：慢跑 ／ 时长：15 分钟

③时间：晚上玩电脑的间歇 ／ 方式：哑铃 ／ 时长：10 分钟

建议找一个同伴，有条件的最好请专业私人教练帮你制订运动计划，避免损伤。

9. 吃 400μg 的叶酸

叶酸有助于降低新生儿缺陷，如神经管畸形。如果你打算怀孕，就有必要坚持每天通过补充剂摄入 400μg 的叶酸。之所以要用补充剂，是因为天然食物中的叶酸非常容易在烹调过程中被破坏。

在很多城市，这种叶酸是可以在社区卫生服务中心免费领取的。另外，常见的复合型维生素矿物质补充剂，以及孕期专用补充剂也都是含有 400μg 叶酸的。如果已经在吃，就不用特别服用叶酸片了。要留意的是药房还有一种 5mg 也就是 5000μg 的叶酸，是用于贫血患者的，备孕人群不要买错了。建议把补充剂放在饮水机旁、厨房、刷牙杯旁等每天都会接触的地方，以免漏服。

10. 远离性病

如果担心自己感染了性病，应及时去医院检查。

11. 小心感染

经常洗手；

请别人替你换猫砂；

远离患病人群；

不要随便交换食物；

特殊时期，建议采用分餐或公筷。

12. 核对疫苗

疫苗是我们防治疾病非常重要的手段，要记得每年注射流感疫苗，并与医生沟通自己适合注射哪些疫苗。

13. 减轻压力

一个详细的计划有助于缓解无谓的压力；

得到足够的休息；

锻炼其实是改善心情、缓解抑郁情绪的重要方法；

寻求同伴或集体的支持。

14. 拒绝吸烟

吸烟的后果：孕妇分娩困难、胎盘早剥、出血；婴儿低出生体重、猝死……记得提醒周围的人不要吸烟。

15. 小心买药

注意说明书上的药物评级，掌握相关知识，了解对胎儿不利的成分。

16. 注意辐射

这里主要指的是电离辐射，比如乘坐地铁安检时，安检仪的铅条落下再取东西，至于家用电器的电磁辐射则影响并不大。

17. 每天刷牙，去看牙医

牙齿其实对怀孕的影响很大，如果你有严重的牙龈炎，发作后使用抗生素可能会影响胎儿健康。因此，请记住每天用巴氏法刷牙（自己去查一下相关资料吧），漱口，使用牙线。

18. 拒绝酒精
就别喝了吧。

19. 多睡觉
有助于保证排卵。

20. 慢性病管理
如果你有哮喘、糖尿病、肥胖，那就需要特别重视。

21. 了解家人病史以及母亲的生产过程
了解家庭中女性的生产过程，如是否难产，做了怎样的处理。学习相关常识，或寻求医生的帮助。

22. 别再染发了
染发剂入血可能会对胎儿有影响。

其他建议：给自己放个假，抓紧机会出去旅游，可能以后很长时间都不能旅行。少买新衣服，最近买的新衣服可能未来一段时间都穿不了。听听育儿讲座，控制体重，多拍照，整理好住的地方。

孕期营养要点

孕期营养要点		
孕前期	叶酸	每天400μg补充剂 保证绿叶蔬菜
	铁	红肉、血制品 遵医嘱服用铁剂 草酸低的植物性食物 100g含铁量（mg）：蛏33.6 / 猪肝22.6 / 猪血8.7 / 鸭肝23.1 / 羊肉（瘦）3.9 / 猪肉（瘦）3.0 / 菠菜2.9 不建议天天吃肝脏，重金属、维生素A容易过多
	碘	食用含碘盐 每周1～2次海产品
	戒烟禁酒	
孕早期	清淡适口	
	少食多餐	
	孕吐	呕吐间进食 维生素B族 面包干、馒头、饼干
	碳水化合物	每天至少4两主食
	戒烟禁酒	
孕中晚期	孕前体重	标准体重(kg)=身高(cm)-105 正常：孕中期开始每周增加400g / 孕期增加12kg
	蛋白质	每周2次300g鱼 每天1个蛋
	铁	
	奶类	500ml低脂牛奶
	保证一定的身体活动	
	戒烟禁酒	
	咖啡、浓茶最好限制	
分娩期	第1产程	清淡易消化食物 烩面片、挂面、米粥、面包 少量多餐
	第2、第3产程	不勉强
哺乳期	蛋白质	泌乳750ml需消耗13g蛋白质 鱼、禽、蛋、瘦肉、大豆类食物
	多饮奶、多喝汤水	
	产褥期饮食多样，不过量	
	避免过劳、过早负重下，保证锻炼	
	戒烟禁酒	
并发症	妊娠合并贫血 妊娠期糖尿病 妊娠高血压综合征	营养门诊就诊
细节	少吃腌制肉制品	
	少吃煎炸、高脂食品	
	多吃蔬菜、水果，薯类预防便秘	
	补充剂注意维生素A累计不超过10000IU	
	勤洗手	
	不需要特别规避某些食物来预防胎儿过敏	

妈妈的背奶知识

背奶		
家离工作单位远	上班前喂饱	
	午休和上班期间（3次，每次20分钟）挤奶	用人单位应当在每天的劳动时间内为哺乳期女职工安排1小时哺乳时间——《女职工劳动保护规定》
	下班时将已经冻上的母乳放入保鲜盒，配上冰块，避免途中变质	
	下班再喂	
	晚上亲自喂	
工具	奶泵 - 双头电动泵最好 - 贵	
	奶瓶	干净的容器，可拧紧的杯子、奶瓶，不要使用普通塑料袋
		标准口 - 适合新生儿
		宽口径 - 容易加奶粉
	用完消毒	
存奶	洗手	
	每袋母乳储存量一般为150ml	
	写好标签、时间 - 先用旧的奶	
	置入母乳、排出空气	
	保质期：室温5小时、4℃冷藏5天，冷冻可半年	
	不要在已经冻住的奶瓶中倒入新奶，别混合	
解冻	先放冷藏室，变成液体后用温水温热，最后倒入奶瓶	
	一次用完，不要留到下次	

宝宝睡不好怎么办

　　我前文写过"改善睡眠的 19 个技巧"，不过那是给成人的。最近有客户咨询宝宝半夜哭闹的问题，我参考《美国儿科学会育儿百科》做了下页这张表，希望对大家有用。

婴儿睡不好怎么办

入睡时机	睡眠时机比睡多久重要 昏昏欲睡时入睡睡眠质量高		
睡眠质量	一天结束时观察	友好 急躁	
	有气无力时该睡觉了		

处理哭闹

出生后几周	尽量避免哭闹
	多安慰、放舒缓音乐
	调暗灯光、轻轻地摇
	清醒1~2小时就需要睡觉
	有劳累、暴躁迹象就哄他睡觉

出生回家6周后	规律	清醒时间开始固定 夜晚睡眠时间延长、睡得早
	做法	察觉到他要睡觉了或醒得太早时，哄哄他

开始培养睡觉的例行程序

	大部分婴儿每天至少需要两次小睡	让他想睡多久就睡多久 看到自己的床会哭可能是睡的时间太短了

4~12个月	哭闹	查看 安慰 需要的话换纸尿裤 保持灯光昏暗 不要让他起身 不要抱着走来走去 悄悄离开

晚上睡眠应保持10~12小时

	晚上哭闹	确定孩子没有生病 有时候需要让孩子自己哭着睡觉 逐渐减少对他的关注、消除他的期望 让他学会自己平静下来

分离焦虑	9个月分离焦虑感增强	抗拒上床 醒来找你次数增加
	方法	开着门（能听到母亲声音） 提供毯子、毛绒玩具等适合拥抱、抚摸的物品作为移情物
	叫你过去	告诉他你在不远处 可以给他喝点儿水但不要喝奶 不要抱到你的床上 坚持每天相同的方法

家庭食物采购指南

《中华人民共和国食品安全法》第四十一条规定：食品经营者贮存散装食品，应当在贮存位置标明食品的名称、生产日期、保质期、生产者名称及联系方式等内容。食品经营者销售散装食品，应当在散装食品的容器和外包装上标明食品的名称、生产日期、保质期、生产经营者名称及联系方式等内容。——购买时可以注意一下。

会看食品的"简历"吗

根据我国 2011 年 10 月颁布的《预包装食品营养标签通则》，我国于 2013 年 1 月 1 日要求所有的预包装食品（也就是说在上市前就有包装的，街边烤羊肉串、菜市场卖蔬菜这些不算）都应当有营养标签。营养标签上必然会有一个营养成分表，至少包括"4+1"项成分的含量，也就是 4 种核心营养素——蛋白质、脂肪、碳水化合物、钠以及这种食物总的热量，表的右侧还会标明 NRV（营养素参考值）。

蛋白质、脂肪、碳水化合物被称为三大产能物质，我们人体每日全部热量都来源于这三类物质。除了提供能量外，蛋白质可以组成人体的组织、满足多种生理功能，因此是评价一种食物营养价值最重要的标志物。比如牛奶和乳饮料蛋白质分别在 3% 和 1% 左右，显然乳饮料不如牛奶有营养。脂肪产生的热量远高于其他二者，想要控制体重的人挑选食物时应当注意脂肪含量。比如有些水果干看上去很健康，但由于是用棕榈油炸制的，所以脂肪含量会很高，成分表就会让它现出原形。碳水化合物是三大产能营养素中最清洁的能量来源，代谢废物就是二氧化碳和水，所以不会给机体产生过多的负担，但是由于吸收速度快，有糖尿病征兆的人则需要注意。特别是饮料，碳水化合物比例往往是它所含精制糖的量，在 5% 以上都是比较高的了。可乐标签上写着碳水化合物 10.9%，也就是 500ml 的可乐含有 50 多克精制糖，难怪把饮料当水喝会发胖呢！

钠主要是跟高血压等心血管系统疾病有关，一项涉及 24 个社区人群的研究发现，将 60～69 岁老人的钠摄入量控制在 2300mg 以下，收缩压可以随之下降 9mmHg。而且，有一部分人群本身就对钠敏感，钠摄入多了血压就容易升高。因此，一般认为全日钠摄入量在 1500～2300mg 是比较适合的。预包装食物由于经过工业化生产，往往需要加入很多添加剂，其中很多都是含钠的，比如奶片，仅从三大产能营养素来看很健康，但看看钠的含量就会发现营养价值很低。

最后再来说说 NRV，也就是营养素参考值。它代表一个普通人比较适宜的营养素需要量，具体数值是能量 2000kcal、钠 2000mg、蛋白质 60g、碳水化合物 300g、脂肪 ≤ 60g。消费者可以根据表格上的比例，判断出这种食物会在提供哪些营养成分上做出贡献。

还在抱怨自己喝水都长胖？如果你一天所有食物的 NRV 加起来超过 100%，那就别怪自己的体质不好了，还是管住嘴吧！

会看食品"简历"吗？

- 配料表越靠前的用得越多
  - 水、**白砂糖**、仙草、鸡蛋花、布渣叶、菊花、金银花、**夏枯草**、甘草
- 成分表看含量和参考值
  - 每100ml碳水化合物9.1g 占全日参考值的3%
  - 一罐是310ml， 9.1÷100×310 = **28.2g**

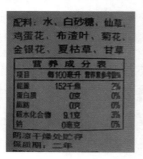

如何看待食品添加剂

首先不要将非法添加物和食品添加剂相混淆：三聚氰胺、苏丹红那些属于非法添加物，发现就应严惩；而食品添加剂按照国家标准在一定范围、一定剂量内使用都是安全的，超标了才存在健康风险，公众没必要闻添加剂色变。

如何看待加工食品

没有食品添加剂也就没有现代食品工艺，食品添加剂本就是为了满足消费者经济、实惠、美观、美味等需求而生的。这些加工食品也只是市场上的一种选择，你同样可以选择自己费时、费工地去做新鲜的"天然食品"，或者去餐厅就餐。既然是自己的选择，那就别去抱怨了。

如何挑选食品

必须明白饮食对健康具有非常重要的作用，知道什么叫

作均衡饮食。比如每天应该保证 300 ～ 500g 的蔬菜，肉类吃 100 ～ 150g 足矣。当下的现实情况是太多人脂肪、钠、糖的摄入都超标了。其实，不均衡饮食带给你的危害远比那些你没听说过的合法食品添加剂要大，像蛋黄派一类食物本身就高脂肪、高糖分、缺乏维生素和矿物质，属于营养价值低的食物，不宜多吃。而根据 2013 年《预包装食品营养标签通则》，我国的预包装食品上面都要有营养标签。作为消费者，学习如何阅读食品标签，了解生产日期、保质期、配料表、营养成分等信息，也是知情权的体现。比如应该知道配料表的成分是按照用量大小排序的，方便面的面饼可能含有 20% 的脂肪，而料包中的钠接近成年人整日钠的限量……综合食品的价格、营养价值、味道等因素做出选择。

阅读食品配料表的小提示

观念

对于多数人来说，你看不懂的食品添加剂带来的危害远远小于饮食结构不合理的危害。

食品添加剂遵照国家标准使用是安全的。

苏丹红、三聚氰胺、甲醛等不是食品添加剂而是非法添加物。

食品标签是我们获得食品信息的重要途径，不要随便放弃我们的知情权。

规则

配料表中越靠前，使用量越大。

特殊标示的配料

（部分）氢化植物油：

1. 易含反式脂肪酸，增加心血管系统疾病风险，尽量少摄入。

2. 为啥看配料中明明有氢化植物油，可是看成分表"反式脂肪酸"仍是0？这是因为完全氢化的人造奶油反式脂肪酸极少，而且反式脂肪酸0.3g/100g以下可标为0。

常见食品添加剂

1. 防腐剂

苯甲酸钠：常见的防腐剂，在饮料等食物中很常见，不应多吃。

亚硝酸盐：特别是加工肉类中很常见，可以预防肉毒素超标哦。但是，可能会在人体中合成亚硝胺，从而致癌。

山梨酸钾：毒性比苯甲酸钠小。儿童饮料也可使用。

2. 抗氧化剂

抗坏血酸：其实就是维生素C，自然不用担心。

特丁基对苯二酚（TBHQ）：常用在油、方便面、坚果中。正常使用对人体没有危害，而没有它的话，油脂会更容易氧化变质，对人体的危害反而更大。

3. 漂白剂

硫黄：往往用于蜜饯的熏蒸，这类食物本身就不健康。

4. 增稠剂

可以提高食品的黏稠度或形成凝胶，从而改变食品的物理性状，赋予食品黏润、适宜的口感，兼有乳化、稳定或使之呈悬浮状态的作用。

瓜尔胶、果胶：很安全，甚至可以看作有营养价值的膳食纤维。

5. 甜味剂

赋予食品甜味的物质。

白砂糖：也就是一般的蔗糖。

果葡糖浆：水解后是果糖和葡萄糖，比一般的糖更甜，但是过量食用更容易诱发脂代谢异常。

糖醇：热量很低，不容易诱发龋齿。

阿斯巴甜：热量很低，无糖可乐等食物中常见。

糖精钠：相对古老的甜味剂，口味不是很好。

6. 着色剂

赋予食品色泽和改善食品色泽的物质。

人工色素往往比天然色素便宜，也更稳定，但儿童应少摄入。

胭脂红、焦糖色、核黄素、叶黄素：都是天然的色素，相对而言比较健康和安全。

7. 乳化剂

能促使两种互不相溶的液体形成稳定乳浊液的物质称为乳化剂。

天然乳化剂包括磷脂、胶质等，合成乳化剂包括酯类等。

第七章

男性健身营养指南

男人如何练就邦德体魄

"I'm Bond，James Bond！"随着这句经典台词在耳边响起，作为经久不衰的商业影片，"007"以其跌宕起伏的情节、惊险刺激的动作场面固然令人心动，但主角风度翩翩的绅士风范、动若脱兔的矫健身形更是令人着迷。邦德不断刷新着全世界对完美男人的定义。如何才能拥有像邦德那样的体魄？今天我就通过饮食来帮你分析一下。

先来说说进餐习惯。通过影片，我们不难看出邦德非常重视传统三餐的饮食质量，你从未在影片中看到过邦德啃汉堡或者热狗的场景吧？无论是早餐、中餐还是晚餐，忙碌的邦德都是在餐桌上进餐的。这种习惯可以使人保持对食物的专注，避免摄入过量的食物，也可以更好地品尝天然食材本身的味道，让人更加清爽。

那么，哪些营养成分对保持体能和思维能力有帮助呢？

首先是血糖问题。避免血糖的大幅波动既有助于预防糖尿病，又可以避免高血糖时的昏昏欲睡，以及低血糖时的昏厥乏力。少吃甜食以及精制糖类是最简单的改善手段，此外还应注意铬和维生素 B 族的补充。这二者都对维护血糖代谢有益，良好的食物来源包括土豆、肉类、玉米、谷物、坚果、西蓝花和绿叶蔬菜。

其次是耐缺氧的能力。无论是应对高体力强度下的缺氧，还是办公室内二氧化碳的堆积，都需要人体自身有着高效的摄氧和携氧能力。强健的呼吸系统以及充足的血红蛋白都是必不可少的，在这方面维生素 A 和铁很重要：前者有助于保持上皮细胞的增生和修复，预防慢性阻塞性肺疾病；后者则是血红蛋白的重要原料，良好的食物来源包括深绿色、黄色、橙色和红色的蔬菜和水果，以及蛋黄、动物肝脏和肉类。

再次是抗氧化、抗应激的能力。首推维生素 C，有助于保护人体免受感染并促进恢复，食物来源有蔬菜、柑橘类水果、番茄和土豆。还有维生素 E，可以帮助细胞免受损伤，食物来源有绿叶蔬菜、植物油、坚果、蛋黄。

最后是与免疫有关的重要营养。蛋白质自不必多说，从肉类、奶类、蛋类和豆类中都可以获得蛋白质。而锌也与免疫相关，缺锌还会造成食欲的下降，食物来源包括畜肉、鱼、禽、贝壳类、全麦谷物、玉米、豆类、花生、牛奶和乳制品。

除了饮食还应重视运动，邦德会潜水、滑雪、速降、攀岩……就算你没条件打高尔夫球，每天保证 30 分钟的慢跑总是可以的吧？就算你不会攀岩，在家里做几组俯卧撑总是可以的吧？更何况按照原版小说，邦德所生活的 20 世纪 60 年代，普通人可是没有条件进健身房的，如今的你已经方便了许多。

男性如何减掉大肚子

　　2014 年 10 月 3 日，我一个人在游泳馆游了一个小时，正在池边歇息，旁边一个没见过的妹子突然问我："你每天都来游泳吗？"我回答："是呀。"她又问："那你怎么没有腹肌呀？"我那时立刻捂住了肚子……

　　其实，我们每个人都有腹肌，只是被盖住了……通过运动把皮下脂肪消耗掉即可！

宅男的啤酒肚

- 体力付出 ＝ 健身
- 尽量步行、骑行 ＝ 锻炼
- 纤维含量高的食物 ＝ 控制食欲
- 过多的含糖饮料 ＝ 摄入能量
- 饭后一小时大量运动 ＝ 绝招！

安心篇

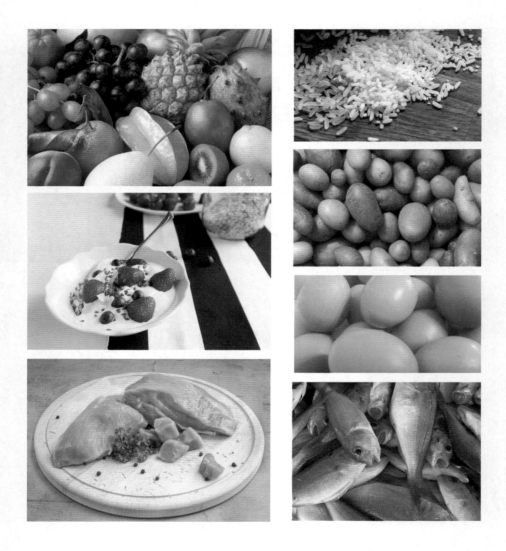

第八章

爸妈健康才最安心

孝顺的高圆圆

我和高圆圆最早是在活动中认识的，她本人确实长得很周正，偶尔见她素颜的时候也依然是枚大美女。经常有人问我圆圆这么漂亮，我有没有什么秘诀可以分享的？其实，明星也和普通人一样，既有着对健康、美丽的向往，也同样难逃生老病死的规律，只不过她们往往愿意付出更多，加上我可以帮助她们做出选择，可以把钱花在最值得的地方……具体的内容，为了保护客户隐私，我肯定不会透露，但有关内容我大多写在了这本书里，希望也能帮助到你。

我在这里提到圆圆是因为她给我印象最深刻的地方就是孝顺。

俗话说："久病床前无孝子。"高圆圆的母亲身体不好很多年了，为了照顾母亲，她在事业上放弃了很多，2012 年还曾停止电影《搜索》的宣传活动去陪病重的妈妈。她会非常仔细地为妈妈向我询问营养知识（仅第一次就问了我两个多小时），并亲手给妈妈做吃的。起初，我发现每个节日、出国前和回国的当天，她都会陪母亲，后来才知道她除了工作，基本就是在医院"上班"。我感觉她都快能胜任 ICU 呼吸治疗师的工作了……这是母亲节时她的一条微博，你感受一下。

@高圆圆：看着您入睡，恳请您再多吃一口，为您清洗，为您每一点进步感到欣喜。向您描述外面的世界，了解您感兴趣的一切，安抚任性的您。您的喜怒哀乐牵动我每一根神经，您的笑容是世界上最美的画面。照顾您，有一点辛苦，却远远比不上您曾经为我做的一切。妈妈，就像个孩子吧。只要在您身旁，就是最幸福的时刻。

有没有被感动？一起向她学习吧。

60 岁以上老人的饮食注意

山珍海味的真正营养价值并不高

爸妈健康，我们才真的安心

照顾父母身体健康的几大要点：

1. 陪伴和关心是最重要的。

了解他们的日常饮食习惯，根据"膳食指南"调整他们的饮食习惯。

主动跟他们聊一些靠谱的养生保健知识。注意不要让他们被坊间的流言误导。

2. 注重体检结果。

有条件可以看营养门诊，根据身体状况调整饮食习惯，预防慢性病，以及中老年人的多发疾病。

3. 帮助他们戒烟、戒酒，并做适量的运动，多聊天，保持心情舒畅。

★鱼翅

有部纪录片《海洋》掀起了人们对环境保护的关注。其中一个画面是渔民为了获得鱼翅，将鲨鱼捕杀后割掉鳍部再抛回海里……原来，由于鲨鱼肉的价值很低（市场价也不过 500g 十几块钱，还不好处理），渔民会仅仅把鲨鱼的鱼鳍割下，再把鲨鱼抛回海中来节约渔船空间。

鱼翅是鲨鱼鳍中的细丝状软骨，是用鲨鱼鳍加工而成的一道海产珍品。自古以来，鱼翅就被当作美味佳肴广为传颂。所谓的八珍有过很多版本，但无论哪个版本，鱼翅都位列其中。哪怕现在，如果是在海鲜酒楼宴请宾客，不点一道鱼翅似乎就显得不够大气。

鱼翅真的有那么美味吗？相信不少人都吃过鱼翅，大家最常说的一句话就是"其实跟粉丝差不多"。

抛开物以稀为贵的价值观，从营养和安全角度来说，鱼翅都不应作为一道佳肴搬上餐桌，吃一碗鱼翅甚至还不如吃一根骨肉相连。

首先，鱼翅的营养价值并不高。综观鱼翅的营养成分，其实只不过干制鱼翅中蛋白质含量较高而已。然而，考虑到你根本不会像吃鱼片那样大口吞嚼，从蛋白质总量来看，鱼翅也算不上什么。更何况鱼翅中的蛋白质主要是胶原蛋白，氨基酸组成与人体需要有很大差异，大价钱买来的一碗鱼翅也远不如花一块钱吃一个鸡蛋。

其次，还容易含有大量的重金属，食用有健康风险。以汞来说，金属单质汞被排放会污染土壤，在常温下逐渐升华进而污染空气。土壤和大气中的汞还会随着自然界中蒸发、下雨等水循环逐渐遍布各地的水体，水中的无机汞在细菌等微生物的作用下转化成有强毒性的甲基汞。这些甲基汞被水中的生物吸收，再经过食物链的层层放大，导致越是体型大、存活时间长的肉食性鱼类，体内汞的含量就越高。据报道，香港市场上的鱼翅汞含量高达 5.84ppm，而 WHO 对于一般食物的汞限量仅为 0.5ppm。你以为你吃下去的是健康，其实是毒物。

怎样正确补钙

根据哈佛大学公共卫生学院的官网说明，哈佛完整观点其实是一天一杯奶差不多够了，另外多运动、多吃菜和补充维生素 D 2000IU。

2000IU 维生素 D 是什么概念？我们国人日常吃的食物按照日常食用量来计算，除了吃三文鱼、牛肝、蘑菇，也就蛋黄能含大约 40IU 的维生素 D，往高了估计我们每人饮食摄入的维生素 D 也就 200IU。

介绍一下我自己的做法：没雾霾的日子，每天尽量户外活动半小时，在做好面部防晒的情况下多晒太阳，每天喝牛奶一两袋（酸奶、拿铁咖啡也不错）。每天吃 2000 单位维生素 D，平时每天 500g 以上深色蔬菜。

维生素 D 太重要了，不但有助于骨骼健康，还与预防癌症、糖尿病和心血管系统疾病有关，甚至还是目前国人已知缺乏人群比例最高的维生素。尽管如此，维生素 D 的补充仍是一个具有争议性的话题。不但很多人都还抱着"晒晒太阳不就行了"的态度，哪怕世界卫生组织、美国国立科学研究院医学研究所、美国内分泌协会、美国预防服务工作组、美国皮肤科学会、美国国家骨质疏松症基金会、美国食物与营养协会、中国营养学会、中华医学会骨质疏松和骨矿盐病分会、哈佛大学公共卫生学院等权威机构在这个话题上的观点也都大相径庭。

小顾建议：

随着新研究的不断涌现，我个人相信争议还会继续下去。不过，人们总需要一个用于指导生活的方案，那么以下就是我综合医学界的最新证据、地理条件、气候环境、饮食习惯、季节、生活习惯和经济条件等因素所给出的个人意见，可供参考。

1. 不在乎每次几十元检测费用的人可以定期检测维生素 D，缺乏者（在我国北方人群所占比例很高）可能需要每日服用维生素 D 2000～3000IU 的剂量，好在成人每日摄入 4000IU 以内是安全的。已确诊骨质疏松或佝偻病的患者请遵医嘱。

2. 0～1 岁婴儿如果是纯母乳喂养，或者饮用配方奶每天不到 1L，出院起需每天服用 400IU 纯维生素 D 制剂，以滴剂为佳。买不到的可以购买相应剂量的维生素 AD 制剂甚至是鱼肝油，倒在勺子上喂给孩子。同时，婴幼儿应当避免阳光直射。早产儿、双胎儿、多胎儿每天 800IU 至出生后 3 个月，之后改为 400IU。青少年、孕妇、乳母应多在户外活动，并吃富含钙、磷的食物，此外每日补充 400IU 维生素 D，60 岁以上老人每日补充 800IU 维生素 D。

3. 成人应多进行户外活动，在阳光明媚的日子里暴露上肢户外活动半小时，即可获得每天所需维生素 D，且有着维生素 D 补充剂难以企及的诸多好处。但需要美白、护肤的人还是应做好防晒工作，比如抹防晒霜，戴遮阳帽、口罩等。因为雾霾影响、昼伏夜出、冬天无法暴露皮肤、北方日照时间短、南方梅雨季节等原因，做不到平均每周 150 分钟户外日晒的成年人，最好每日服用 400IU 维生素 D 补充剂（复合型补充剂中已包含此剂量的不用再服），做不到每天规律服用的可考虑高剂量低频次服用，在冬天增加到 800IU。

4. 维生素 D_2 或是维生素 D_3 制剂区别不大。国外维生素 D 膳食补充剂性价比较高，但网购有风险。

需要注意预防的疾病

骨密度减少、骨质疏松

随着年龄的增长，骨密度会减少，这往往是不可逆的，但是增加钙的吸收有助于减缓这个过程。首先是补钙，保证每天300～500ml牛奶、300～500g蔬菜、100g豆制品，还可以每天吃一粒钙片。其次是补充维生素D，如果吃了钙片，并且含有维生素D就不用再补充了，否则应注意晒太阳（考虑到紫外线会同时促进皮肤老化，并不推荐）或吃鱼肝油。

骨质疏松症被称为沉默的杀手。骨折常是部分骨质疏松症患者的首发症状。髋部骨折后第一年内由于各种并发症死亡率达到20%～25%，存活者中50%以上会有不同程度的残疾。一个骨质疏松性髋部骨折的患者每年的直接经济负担是32776元人民币。中国每年骨质疏松性髋部骨折的直接经济负担是1080亿元人民币。

有以下因素者属于骨质疏松症的高危人群：老龄，女性绝经，母系家族史（尤其是髋部骨折家族史），低体重，性激素低下，吸烟，过度饮酒或咖啡，体力活动少，饮食中钙或维生素D缺乏（光照少或摄入少），有影响骨代谢的疾病，有服用影响骨代谢的药物。

美国国家骨质疏松症基金会（NOF）的诊疗指南中对于预防骨质疏松的建议是：

1．所有人摄入足量的钙和维生素D（18～50岁成人1000mg钙和600IU维生素D）；

2．50岁以上妇女每日1200mg钙，800～1000IU维生素D_3；

3．经常进行负重运动；

4．预防跌倒；

5．不吸烟，不过度饮酒。

骨质疏松症的治疗不是单纯补钙，而是综合治疗，提高骨量、增强骨强度和预防骨折。患者应当到医院内分泌科进行正规诊断和治疗。

保护心血管

保护心血管系统饮食上首先应注意低钠高钾，少吃加工食品，多选天然食物，多吃一些燕麦、玉米、香菇和木耳等。其次应注意补充钙和镁，每天喝300ml牛奶（最好脱脂），并保证500g蔬菜、250g水果。保证优质蛋白质摄入，最好以鱼虾为主，50～100g的瘦肉以及100g豆制品，食用油一天两三白瓷勺的量，有条件的可以选择橄榄油。

慢性心血管系统疾病患者有一些共通的营养原则。比如说注意膳食低钠高钾，2g的盐放2勺足矣，选用低钠盐，少吃加工食品，多选天然食物。另外，可以考虑服用一些维生素C、维生素E、维生素B_{12}等维生素补充剂。总能量、精制糖不宜摄入过多。当然，最终还是建议及时去医院就医，请专业人士进行个性化指导。

头颈部疼痛，很多人的第一反应是颈肩肌肉劳损，按摩按摩就好了。然而，当这种疼痛是由颈动脉夹层病理改变引起时，按摩不仅不能解决问题，还会使情况越来越严重，而45岁以下中

心血管病营养原则

引用	《心血管疾病营养处方专家共识》(2014)
意义 帮助患者	鼓励内科医生自己开营养处方或推荐患者咨询临床营养师 减少再住院和住院天数 提高限制钠和液体的依从性 提高生活质量

哪些东西对心脏好？哪些不好？

- 降低风险
  - 已被科学证据证实
    - 亚油酸
    - 鱼和鱼油（EPA、DHA）
    - 蔬菜和水果（浆果）
    - 钾
    - 适量酒精（对冠心病而言）
    - 植物甾醇
    - 规律的身体活动
  - 很可能
    - α-亚麻酸
    - 油酸
    - 膳食纤维
    - 全谷物
    - 无盐坚果
    - 叶酸
  - 可能
    - 大豆制品
    - 类黄酮
  - 证据不足
    - 钙
    - 镁
    - 维生素C
    - 维生素D
- 无关
  - 已被科学证据证实
    - 维生素E补充剂
  - 很可能
    - 硬脂酸
- 增加风险
  - 已被科学证据证实
    - 饱和脂肪酸（豆蔻酸和棕榈酸）
    - 反式脂肪酸
    - 高钠摄入
    - 大量饮酒
    - 超重和肥胖
  - 很可能
    - 膳食胆固醇
    - 未过滤的现煮咖啡
  - 可能
    - 富含月桂酸的脂肪
    - β-胡萝卜素补充剂
    - 胎儿营养不良
  - 证据不足
    - 碳水化合物
    - 铁

只有通过天然食物摄取的抗氧化营养素才有益健康

总原则	
	食物多样，粗细搭配，平衡膳食 总能量摄入平衡，保持健康 体重 18.5<BMI<24 低脂肪、低饱和脂肪膳食 减少反式脂肪的摄入
	摄入充足的多不饱和脂肪酸： 适量植物油 — 烹调油 25~30g 鱼类 — 每周≥2次 每次150~200g 素食者亚麻籽油和坚果
	适量单不饱和脂肪酸 低胆固醇 限盐 适当增加钾 足量摄入膳食纤维 足量摄入新鲜蔬菜和水果 增加身体活动

高血压	
	限制能量的平衡膳食 增加身体活动 严格控制钠盐 <5g/d 适当摄入钾 — 通过自然食物 足量钙和镁 — 饮用牛奶 / 食用蔬菜和水果

青年人的中风恰恰 25% 是由夹层病症导致的。头颈部出现疼痛在明确原因之前，最好不要乱按摩，应该先去医院检查，排除疾病。

养胃：消化功能的减弱

1. 自己不要乱吃阿司匹林等非甾体类抗炎药；2. 戒烟；3. 限酒；4. 饭前便后洗手；5. 减轻压力，注意休息；6. 少食多餐，每餐七分饱；7. 不舒服及时看病，别怕做胃镜。

阿尔茨海默病（老年痴呆）

阿尔茨海默病是一种起病隐匿的进行性发展的神经系统退行性疾病，与年龄相关。临床表现为认知和记忆功能不断恶化，日常生活能力进行性丧失。目前仍无有效的治疗方法，随着发病率和医疗费用的上升，该病已经成为一个值得警惕的重大公共卫生问题。

参考 2014 年英国著名的医学杂志《柳叶刀》上神经学的一项研究，以及 2013 年美国医师医药责任协会的《饮食预防阿尔茨海默病指南》，以下措施或许有助于预防阿尔茨海默病，基于当前科学证据较为合理的建议包括：

1. 减少饱和脂肪酸和反式脂肪酸摄入。

2. 将蔬菜、豆类、水果和全麦食品这些植物性食物作为主要食物。

3. 每天食用一盎司（约一小把）坚果或种子，可提供充足的维生素 E。

4．每天的食谱应包括一种提供维生素 B_{12} 的食品，国外强化食品较多，国内可以考虑动物性食物或者含维生素 B_{12} 的补充剂。

5．选择不含铁元素和铜元素的复合维生素补充剂，在医生指导下再补充铁元素。

6．避免使用含铝的炊具、抗酸药、发酵粉或其他产品。

7．每周有氧运动 3 次，每次运动量相当于 40 分钟快步行走。

8．增加受教育程度，控制糖尿病、中年高血压、中年肥胖、抑郁症、吸烟等危险因素。

常见身体不适的饮食调理

★ 更年期

女性更年期：主要是卵巢功能衰退，雌激素水平下降导致的一系列不适。饮食上首先应当注意控制高脂肪和糖类的摄入，减少肥胖的发生，预防动脉粥样硬化。其次是多吃一些鱼虾和大豆，鱼虾低脂肪、高蛋白，大豆中富含大豆异黄酮，有微弱的类雌激素作用。还应当多吃果蔬，预防便秘，保证肠道的蠕动。另外，很关键的一点就是补钙，由于雌激素水平开始降低，骨质中的钙会加快流失，应当多吃含钙高的食物，如牛奶等。此外，个人建议坚持吃钙片，加强锻炼，既可以调节身心，又可以预防跌倒。当然，想要更加安全地度过更年期、改善绝经期后的生活质量，可能需要由医生指导，进行激素治疗。

男性更年期：男性随着年龄的增长，睾丸激素也会缓慢下降，同时可能伴随着性欲下降、阳痿、骨质疏松、睡眠质量下降和身体机能下降等情况，情绪也难免不稳定，再坚强的铁汉子也难免会有脆弱的一面。此时，最重要的还是家人多多理解和陪伴，也可以通过保证有氧锻炼等方式调节植物性神经。

★ 老年人乏力

很多老年人习惯于"吃得清淡"，殊不知只有保证一定的蛋白质摄入才能保证正常的神经传导。肉类除了蛋白质还含有铁、维生素 B 族等，对于改善贫血、预防缺氧等症状都有一定意义，因此相对于蔬菜还是更应当重视肉制品的摄入。一般来说，老年人膳食中动物性食物摄入减少，植物性食物中铁的利用率差。动物性食品是膳食中铁的良好来源，吸收利用率高，维生素 B_{12} 含量丰富。新鲜的水果和绿叶蔬菜，可提供丰富的维生素 C 和叶酸，促进铁的吸收和红细胞合成。吃饭前后不宜饮用浓茶，以减少其中鞣酸等物质对铁吸收的干扰。

★支气管炎

1. 不要吸烟；

2. 不要让别人在你家吸烟；

3. 减少刺激鼻子、喉咙和肺部（留意灰尘、宠物）；

4. 感冒了一定要充分休息；

5. 严格按照医生告诉你的方法吃药；

6. 养成健康的饮食习惯；

7. 经常洗手；

8. 不要共用食物、杯子、眼镜或餐具。

★痛风

你身边有患痛风的人吗？记得提醒他们，对以下几项进行控制。

少：1. 高嘌呤食物；2. 总能量；3. 脂肪；4. 果糖；5. 酒。

多：6. 喝水；7. 喝牛奶；8. 吃蔬菜、水果。

很多人都知道高嘌呤食物是痛风发病的促进因素。那么，哪些食物嘌呤含量高呢？

之前网上有很多数据，但是基本都没标注出处，甚至常常前后矛盾。好消息是权威报告终于出来了！（详见附录）

简单来讲就是：内脏和鱼虾最高，肉和肉制品次之，血液和汤类最低；畜肉中猪肉最高，禽肉中鸡肉最高，鱼虾贝壳类中虾类最高；植物性食品中，干菌藻类和干豆类及制品较高，其他种类较低。不同种类食物之间嘌呤差异较大。

最后提醒一下，正常人每天嘌呤的摄入量是 600 ～ 1000mg，痛风急性期患者应将总嘌呤摄入量控制在每天 150mg 以内（基本蛋白质全靠鸡蛋、牛奶了）。但限嘌呤饮食一般也只能降低血清尿酸 0.5 ～ 1.5mg/dl，所以与其禁食成营养不良，不如注意烹调方法、有选择地食用各种食物。痛风缓解期可以选择一些嘌呤含量相对低的食品，并且注意将肉切成片或丝涮过后再食用，当然最好还是到营养门诊与营养师沟通。

★ 心脏早搏、心脏房颤

建议及时到心脏内科就诊。如果体重过轻或过重，请从控制食物总热量入手。膳食注意高钾低钠，每天炒菜 2g 盐也就是 2 勺足矣，选用低钠盐。注意补充钙和镁，建议每天喝 300ml 牛奶，保证 500g 的蔬菜水果，保证优质蛋白质的摄入，每天吃 100g 的瘦肉和 100g 的豆制品。

★ 抽筋

有时，血钙水平低容易出现抽筋的症状，建议每天保证 500ml 的牛奶，可以分 2 ～ 3 次饮用。此外，很多女性可能是缺乏运动，肌肉流失严重，力量不足，建议每天增加有氧锻炼 30 分钟。

★ 脑供血不足

脑供血不足往往是血管痉挛收缩导致头痛、头晕等症状，建议还是去神经内科就诊。生活上，天冷注意保暖，不要突然做剧烈运动，饮食上原则是少油、少盐。另外，注意补钙和维生素 B，重点是保护神经机能和预防脑动脉粥样硬化。

★骨折

建议不要盲目补钙，更不要相信骨头汤之类的食补方，骨头汤往往富含油脂和盐，不利于恢复。建议每天保证 150g 左右的瘦肉、1 杯牛奶，以及充足的蔬菜、水果，蔬菜中的钾和维生素 K 都有助于恢复，再吃一粒鱼肝油，补充维生素 A 和维生素 D，可以提高免疫力。

★指甲纹路

基本可以看作正常现象，不用放在心上，更跟大脑供血不足没关系（当然，我还是会建议你去皮肤科就诊以防万一）。

★盗汗

盗汗的原因很多，一些传染病、代谢性疾病都可能出现盗汗，建议结合其他病症及时就诊。如果没有其他不适，常常是由于缺乏运动（每天有氧运动不足 30 分钟）导致基础代谢偏低，睡眠时为维持体温产热而出汗，也有可能是缺钙引起的。从营养角度建议多吃一些富含钙质的食物，而乳制品是补钙最好的方法，此阶段建议每天饮用脱脂牛奶 500ml。还应注意补充富含蛋白质和铁的食物，建议每周吃 3 次猪肝，坚持半个月看看有没有效果。

★养肝（脂肪肝）

如果是中医学上的"养肝"，那么应该注意保证充足睡眠、减少过度用眼、多喝水、多吃蔬菜和水果。如果是解剖学上的肝脏器质性病变，则应去除病因治疗原发病。肥胖的患者减肥是当务之急，消瘦的患者则应该注意补充能量。有些人以为得肝病就不能摄入脂肪，这种做法也不对。磷脂有助于脂肪排出，其本身也需要必需脂肪酸的参与，而且蛋白质能帮助转运脂肪，有利于肝细胞修复。因此，戒除高胆固醇的动物内脏、肥肉即可，瘦肉还是该吃，脱脂牛奶、豆制品也很好。当然，如果是肝脏功能严重受损，还是需要严格限制芳香族氨基酸的摄入，具体应根据病情遵医嘱。

给老爸的 6 个健康提醒

1. 保护好胃啊
记得按时吃饭，早点儿休息，少喝点儿酒。

2. 控制一下腰围吧
男性腰围 85cm 算是中心性肥胖前期，90cm 以上就算是中心性肥胖，90cm 就是二尺七，肚腩大的话，每天晚饭后走一个小时路很有效果。

3. 不要久坐马桶
很多人都喜欢在马桶上看书、看报纸，甚至玩手机……这样，盆腔及肛门周围组织内静脉压力过大容易诱发痔疮，而且时间久了猛地站起来还容易发生意外。建议平时保证每天 500g 的新鲜蔬菜，在上厕所前喝一杯水，这样可以减少大便过于干燥的可能。

4. 注意前列腺
建议平时少吃过于辛辣、油腻的食物，多吃些蔬菜、水果。每天保证饮水 1700ml，多进行户外活动，万一出现不适及时就医。

5. 别太在意头发了
头发影响形象是事实，但随着年龄的增加，多数男性都会有不同程度的脱发，这也是自然规律，目前并没有很好的对策。所以，您就别操心了，尤其不要随便找偏方乱试啊。

6. 男人哭吧，不是罪

儿女已经长大了，您有什么事别再瞒着家人一个人扛了，请家人来帮您分担吧！

第九章

食品安全糟糕到没东西可吃了吗

辨别流言真伪

判断微信流言真伪的8个建议

问：经常会看到别人转发的一些信息。怎么判断这些信息的真假呢？

答：

1. 倾向于怀疑。

2. 先用常识和基本逻辑来判断。

3. 非同寻常的观点需要非同寻常的证据。

4. 科学问题在确认能理解其定义与边界的基础上参考权威机构或专家的意见。

5. 非科学问题比较发布者的公信力。

6. 探究真相很难，人的精力是有限的。

7. 不确定真假的不转。

8. 屏蔽总是传谣的人。

"酸性体质"是否可信

经常看到网上有关"酸性体质与碱性体质"的文章，转载这类文章的朋友大多出于好意，无非是想提醒大家注意身体健康，但可惜的是这两个概念在主流医学界根本不被承认。

民间讨论火热

我最早听说这个概念还是上中学的时候，听我很注重保健的奶奶成天念叨，之后又不断看到广告，某某水自称是弱碱性的，喝这种水能改善酸性体质，让人远离癌症……就好像你不喝标有弱碱性的矿泉水就会不小心成为酸性体质，什么便秘、高血压、高血脂、痛风、溃疡、肥胖、骨质疏松都会随之而来似的。

可事实是不是这样呢？

医学界一片冷静

在临床上，的确有很多酸中毒发生，比如糖尿病患者的酮症酸中毒等，这些都是由于服用了某种药，或者是患了某种疾病才出现的（如腹泻、肾衰竭、脱水等）。换言之，是先生了病，才出现的酸中毒，而不是"酸性体质会导致疾病"。

人体血液和体液的 pH 都有一套动态平衡的代谢机制在控制，可以让血液中的 pH 保持在一个恒定的值（7.35 ~ 7.45）。所谓"身体偏碱才健康"完全不可信，正常人的血液 pH 在 7.4 左右，属于弱碱性，而像胃、皮肤、女性阴道等则必须是酸性的才能保证正常的生理功能。

酸性食物和碱性食物

我们只要冷静下来仔细想想，就会发现影响身体酸碱度失衡的最主要因素还是疾病和药物，甚至呼吸过程对血液酸度的影响都要比食物大。要知道，我们代谢的能量物质有一部分会转化为二氧化碳，它再与身体内的水结合成碳酸，或是呼吸，都会使大量的酸随时进出人体。这种长期适应下的稳定根本不是靠一瓶弱碱性水就能影响得了的。

但也不是说酸性食物和碱性食物就一点儿意义也没有。过去营养学界确实把食物进行酸碱的划分，比如大多数蔬菜、水果都是偏碱性的，而肉类、谷类大多是偏酸性的。像现在我负责营养治疗的一个代谢综合征患者由于有痛风，我也是推荐他多摄入碱性食物（不过最主要的还是靠吃药），碱化尿液从而增加尿酸的排出。而这只是针对特殊情况的患者，平时我们吃的食物的酸碱性与胃酸和肠道里的碱性相比作用要小得多。正常情况下，无论食物的酸碱性如何，到了胃里都是酸性的，到了肠道后都会是弱碱性的。

食物多样、合理搭配才是王道

从健康管理角度来讲，很多疾病与饮食不当、运动不够、不注意远离污染都是有关的，是需要人们日常注意的。不可否认的是，健康指导的文章抛开"酸性体质"的概念，整体上还是对健康教育起到促进作用的，因为这些文章里大体倾向还是认同高营养价值的食物（如蔬菜、水果），反对不健康的食物（如煎炸食物、腌制食品），提倡健康的生活方式。特别在现代人的膳食结构中，多吃蔬菜、水果，适当控制酸性食物的确是有必要的。

　　但我们一定要明确，推荐果蔬类食物并不是因为它们的酸碱性，而是因为其本身的营养价值。只有合理地搭配选择食物，才能够满足日常的营养需要。

预防禽流感

一般禽流感预防的常规手段：

1. 勤洗手。应洗手的时机：做饭和吃饭前，上厕所之后，打喷嚏擤鼻涕之后，接触动物和粪便之后，处理垃圾后。每次洗手应超过两分钟（请自觉哼《生日快乐歌》两遍），建议采用六步洗手法。

2. 远离活禽。禽肉、蛋做熟（煮沸下两分钟），生熟分开，砧板和菜刀注意清洁。

3. 不要揉眼睛、抠鼻子、咬指甲，这些方式都会传染病毒。打喷嚏记得用毛巾或者纸巾遮掩，或者将口鼻埋进手肘内弯处。擤鼻涕后记得洗手。

4. 多通风。个人建议一天通风两次，如果你有空气净化机就更好了。

5. 尽量少去公共场所，去的话，记得戴口罩，摸完扶手、门把手最好洗手。如果照顾患者的话，请记得戴口罩和洗手。

6. 充足睡眠，均衡饮食。

黑木耳不清肺

均衡饮食

针对雾霾的食疗、偏方都不可靠，但是结合雾霾致病机理以及我个人的经验，建议注意摄入富含蛋白质、维生素 A、维生素 C 的瘦肉、蔬菜和水果。

黑木耳不清肺

北京 PM2.5 空气污染指数数次"爆表"。很多人一方面想着如何预防尘埃颗粒进入身体，另一方面也希望通过食物等方法把这些尘埃排出体外。有健康专家号召大家吃木耳，可是黑木耳真有这么神奇吗？

木耳，相信大家都很熟悉，就是一种经过人类长时间筛选后认为很安全的食用菌。从具体成分来说，10g 干木耳泡发后是 150 ~ 175g，差不多是一份凉拌木耳的量，这其中含有碳水化合物 6.5g、蛋白质 1.2g、脂肪 0.1g、纤维素 3g。尤其是 10g 干木耳足足含有 3g 的膳食纤维，我们每天对膳食纤维的建议摄入量是 30g 左右，这一份木耳就可以提供 1/10。

说了半天木耳的好处，它到底对尘埃有没有作用？木耳富含膳食纤维，对于降低胆固醇，排出无意识吃下的谷壳、木屑、沙子，裹挟一些消化道的杂质确实有一定作用，而且木耳多糖，有调节免疫力的作用。但是，我们现在所说的是可吸入颗粒物，尤其是 PM2.5，它是会直接进入呼吸系统，特别是肺部的。这些地方我们的黑木耳可进不去，所以直接作用自然微乎其微。进入肺部的这些污染物很大程度上是通过增加氧化应激造成危害的，因此多吃些蔬菜、水果，补充维生素、矿物质以及一些植物化合物，对于身体倒是有帮助的。

而且，吃木耳还得小心点，首先是警惕假木耳。央视《每周质量报告》曾报道过，有一种一边黑一边白，体积又比较大的毛木耳，被人修剪、加墨汁制作成假的黑木耳。鉴别方法就是泡发后再用手搓一搓，泡假木耳的水就会变黑。这种毛木耳跟东北产的黑木耳营养上有很大差异。

其次是重金属污染。有研究表明，食用菌中重金属含量往往高于粮食、蔬菜等植物性食品，甚至可能高于动物性食品，特别是汞含量。大连医科大学检验医学院的报告指出，相当数量的黑木耳中微量元素铅、镉都超标，尤其是自由市场购得的样品中，铅、镉含量更高，因此黑木耳还得到正规商店里购买。

另外，鲜木耳含有一些特殊的物质，有可能造成某些人的过敏。好在经过干制和泡发，这些物质含量会变得极低而不再有害。

总而言之，适当吃些木耳对人体是有益的，但不要相信某种食物有着极其神奇的力量。

加了"胶"的老酸奶是否安全

老酸奶、果冻、乳饮料、火腿肠等为了追求口感，往往会使用一些食用胶，这都是符合相应国家标准的合法使用。这些食用胶具体无论是明胶、卡拉胶，还是黄原胶、果胶，都是无害的，甚至可以理解成人体所需要的膳食纤维。比如我们平时经常讨论苹果皮该不该削掉，支持苹果皮不该削掉，很重要的一个理由就是苹果皮中含有果胶，是一种很好的可溶性膳食纤维。

传统补品"阿胶"的主要成分就是一种明胶。明胶作为胶原的水解产物，一般是从动物的皮、骨、结缔组织中提取的，本身对人体无害，甚至由于其不含脂肪和胆固醇的蛋白质，说具有较高的营养价值都不为过。食品明胶是从新鲜动物皮中提取的，而以制革工业中的废革或皮革边角料为原料所提取的明胶就是工业明胶，一般用在板材、家具、火柴、饲料和包装等方面。作为工业原料，其生产过程的控制和要求不像食品原料那么严格，其中含大量对人体有害的重金属及微生物。

好消息是目前还没有工业明胶用于老酸奶等食品的证据。虽然工业明胶的成本比食用明胶低，但是考虑到食用胶的用量很少，最终这部分节约的成本微乎其微。

如果对市面上的酸奶不放心也可以考虑自制酸奶，这样还可以少放些糖，成本也略低一些。

微波炉烹调食物有没有害处

微波炉当年进入中国家庭的时候，很多人都对这个会散发"辐射"的东西心有戚戚。迄今，很多家庭的长辈还会耐心地嘱咐："别站在微波炉前面。""离远点儿，到隔壁屋子去。"微波炉真的有这么可怕吗？用它加热食物会有什么坏处吗？

微波炉为什么可以加热食物？

微波炉中的微波频率大约是 2450MHz，其原理是通过发射微波使水分子高速振荡"摩擦生热"。这是考虑到水分子往往均匀分布在食物中，而且 100℃的沸点也可以及时通过气化吸收热量，加水可以有效防止食物温度过高。因此，有关微波炉使用的一切技巧，都与水的利用有关，往往只要控制好水分的分布，就可以做出美味的微波菜肴来。

微波会导致癌症吗？

很多人听到"辐射"一词就会感到浑身一紧，觉得会对健康不利。其实，辐射只是能量传播的一种方式，对人体是否有害，关键是看所传播能量的性质和数量。微波的本质是一种电磁波，它与我们常见的无线电波、可见光没有本质区别。其关键的特征就是频率，微波的频率比电波高，比可见光低，介于二者之间。既然我们听广播、晒太阳的时候不害怕，自然也不用过分担心微波了。事实上，除了产生热效应以外，生活中常见家用电器产生的电磁辐射（如手机等）在正常使用下都不会对人体产生危害。产生电离辐射的 X 射线（地铁安检仪）、放射性同位素才是让生物体产生癌变的"危险辐射"。

微波炉加热会改变食物的结构，从而产生危害吗?

网上曾有一个讲述微波炉危害的帖子广为流传。其中举了一个例子：1991 年，美国有一位患者由于输入了通过微波炉加热的血液而致死。以此来说明微波会改变食物的结构，从而对人体产生危害。事实上，不管哪种烹调方法，只要是加热使蛋白质变性，食物的结构都会发生改变。人类血液中的蛋白质本身是有生物活性的，一旦加热变性，再通过静脉输入人体就成了异种抗原，自然会引起人体的排异反应。然而，食物由消化系统摄入则可以被分解为氨基酸，提供营养。

微波炉在美国家庭的使用率在 85% 以上。多年的报道显示，除有膜的食物（如鸡蛋）外，微波炉加热的食物是很安全的。甚至食物烹调过程中，致癌物的产生也比煎、炒、烹、炸要少得多，水溶性维生素的流失也低于常见烹调方法，大家还是安心地享受这一科技成果吧。

鳝鱼可否放心食用

鳝鱼素有"无鳞公子"的美誉，其鲜美的口感，深受大众的喜爱。每年的 6 ~ 8 月正是鳝鱼最为肥美的季节，此时正值苦夏，一盘清炒鳝糊、大蒜烧鳝鱼往往可以把许多人的胃口都吊起来。从营养角度来说，鳝鱼的蛋白质高达 18%，脂肪却不到 1.5%，是十足的高蛋白低脂肪食品，值得推荐。

等等，不是说鳝鱼都是用避孕药催肥的吗？而且，鳝鱼生长在淤泥中，多脏啊！嗯，相信很多人都会发出这样的质疑。其实，所谓用避孕药催肥鳝鱼是个流传了十余年的谣言，只要懂得怎样挑选鳝鱼，烹调方法得当，你完全可以放心食用。

鳝鱼有一个很特殊的地方，它自己可以"变性"。鳝鱼从胚胎到性成熟阶段都是雌性，产卵后是雌雄共体，逐步变成雄性，待到完全变为雄性后其繁殖耗能会减少、生长速度变快。所以，你买到的大鳝鱼雄性的居多。而这也就意味着，只要可以推迟性逆转就可以延长鳝鱼的生命周期，从而使得鳝鱼长得更大一些。

有人听到这里或许会说，唉，这不正说明需要用避孕药吗？其实，避孕药在实际给药的操作过程中不易控制用量。即便从经济角度分析，用来投喂鳝鱼也过于奢侈，多年以来根本没有成熟的技术。鳝鱼除了能变性，还有一种"恐后反射"的习性，只要生长环境中同类超过一定密度，个体性腺的发育就会受到抑制，就不会产卵繁殖。另外，通过定时定量地驯化摄食习惯、适时地进行分养，完全可以保证鳝鱼的生长速度，也就用不着避孕药。

　　鉴于鳝鱼的生长环境特殊，确实存在卫生隐患，除了一定要做熟再吃以外，尽量选择体色深黄、个体较大的深黄大斑鳝，这种一般是人工养殖的，相对比较保险。此外，注意鳝鱼体表有没有损伤或者感染糜烂、是否充满活力、体表的黏液是否丰富、拿起来后会不会掉落等。

附录

什么人该看营养门诊

什么人该看营养门诊？

强烈推荐：

孕妇，糖尿病、消化道疾病、肥胖、慢性肾病患者。

一般推荐：

肿瘤、高血压、高血脂、高尿酸等代谢综合征患者和老年人。

其实一般人都可以来转转。

相比于其他专科，营养门诊交流时间长，沟通更加充分，营养医师会根据患者的个体情况调整饮食方案，如果有需要还可能提供肠内营养制剂方案。除了测量身高、体重、腰围、上臂围外，常见的还有测量皮下脂肪的皮褶厚度、体脂等。很多医院还有人体成分分析仪，甚至是测量基础代谢的代谢车等，可以帮助测定一天所需热量、体内脂肪、肌肉含量等。但是，由于国内往往没有相应的收费标准，免费做又收不回成本，所以开设这些项目的医院并不是很多。还有就是血液生化检查，检测血红蛋白、白蛋白、微量元素等，一般在较为顶尖的医院才会开展。

看营养门诊与看书、看电视学养生的区别：

我接触过太多不靠谱的信息，也经常在网上和电视上做科普宣传，我认为如果观众有批判精神，不断求证，能够分辨事实和观点的区别，有选择性地接受信息，那么"最好的医生是自己"这句话并没有错。但事实与此相反，主动来营养门诊的很多都是受教育程度较高的年轻女性，其中有不少人听过很多健康饮食的说法，具体食物都特别"健康"，但肉吃得很少、食物种类也很单一，结果几乎都有贫血的症状，反倒营养不良了。而营养师则可以细致地发现你饮食中的问题，全面、系统地给出建议和长期的指导。

做什么准备？

上网查询附近医院营养门诊情况，尽量提前预约。

提前三天做一个饮食记录，包括进食种类、数量、地点，方便营养师进行分析。

带上最近一年的体检报告、检查单以及病历，梳理一下自己的不适症状以及疑惑。

如何判断营养师的水平？

需声明的一件事是完整的营养干预不是一次就能搞定的，首诊以及多次随诊都很有必要。另外，像首诊如果配合膳食史调查起码需要 30 分钟以上的时间，而这也就意味着按照这个时间，一个下午的门诊最多看 6 个患者，而实际上热门一点的营养门诊半天门诊量都在 10 个以上。时间有限，很多内容只好长话短说了，因此仅靠一次有限的门诊很难完整地判断出一位营养师的专业水准。

具体来说，患者可以通过以下几个角度来判断：①膳食史询问是否详细，对于职业、生活方式是否关注；②病历填写是否认真，饮食处方是否实用和详细（包括诊断、目标、注意事项）；

③听闻你的个人信息后，营养师的反应是否有条理；④对于营养之外的疾病或特殊生理期的情况是否了解，能否做出简明扼要的说明；⑤能否对效果做出一定程度上的预估，同时态度诚恳，承认营养的局限以及需患者积极配合。另外，你可以自己不断地学习，从网上了解一些资料，与营养师交流。

参考资料

指南标准

[1] 中国营养学会 . 中国居民膳食指南（2016 版）[M]. 北京：人民卫生出版社，2016.

[2] USDA. Dietary Guidelines for Americans 2015-2020

[3] FAO/WHO. Evaluation of certain food additives and contaminants(Sixty-seventh report of the Joint FAO/WHO Expert Committee onFood Additives). WHO Technical Report Series, No.940，2007

[4] GB 7718-2011 食品安全国家标准 预包装食品标签通则

[5] GB 2760-2011 食品安全国家标准 食品添加剂使用标准

[6] 中国营养学会 . 中国居民膳食指南 [M]. 西藏：西藏人民出版社，2010.

[7] 杨月欣 . 中国食物成分表 [M]. 第 2 册 . 北京：北京大学医学出版社，2005.

[8] 中国营养学会 . 中国居民膳食营养素参考摄入量速查手册（2013 版）[M]. 第 1 版 . 北京：中国标准出版社，2014.

[9] 李勇 . 营养与食品卫生学 [M]. 第 1 版 . 北京：北京大学医学出版社，2005.

科学文献

合理膳食

[1] Fortmann SP, Burda BU, Senger CA, et al.Vitamin, Mineral, and Multivitamin Supplements for the Primary Prevention of Cardiovascular Disease and Cancer[M]. Agency for Healthcare Research and Quality (US),2013.

[2] Guallar E, Stranges S, Mulrow C, et al. Enough is enough: Stop wasting money on vitamin and mineral supplements[J]. Annals of Internal Medicine,2013,159(159):850−851.

[3] Maghbooli Z, Hosseinnezhad A, Karimi F, et al.Correlation between vitamin D_3 deficiency and insulin resistance inpregnancy[J]. Diabetes/metabolism Research & Reviews,2008,24(1):27.

[4] Moyer V A, Lefevre M L, Siu A L. Vitamin D and calcium supplementation to prevent fractures in adults: U.S. Preventive Services Task Force recommendation statement[J]. Annals of Internal Medicine,2013,159(12):856.

[5] World Health Organization.6~59 月龄婴儿和儿童补充维生素 A[J].2011.

镁

[1] King D E, Mainous III A G, Geesey M E, et al. Magnesium supplement intake and C−reactive protein levels in adults[J]. Nutrition research,2006,26(5):193−196.

[2] Rodr í guez−Moran M, Guerrero−Romero F. Oral Magnesium Supplementation Improves the Metabolic Profile of Metabolically Obese, Normal−weight Individuals: A Randomized Double−blind Placebo−controlled Trial[J]. Archives of medical research,2014.

[3] Simental−Mend í a L E, Rodr í guez−Mor á n M, Guerrero−Romero F. Oral Magnesium Supplementation Decreases C−reactive Protein Levels in Subjects with Prediabetes and Hypomagnesemia: A Clinical Randomized Double−blind Placebo−controlled Trial[J]. Archives of medical research,2014.

[4] Rude R K, Gruber H E. Magnesium deficiency and osteoporosis:

animal and human observations[J]. The Journal of nutritional biochemistry,2004,15(12):710−716.

[5] Aydin H, Deyneli O, Yavuz D, et al. Short−term oral magnesium supplementation suppresses bone turnover in postmenopausal osteoporotic women[J]. Biological trace element research,2010,133(2):136−143.

保质期

Gewal M K, Chandrapala J, Donkor O, et al. Electrophoretic characterization of protein interactions suggesting limited feasibility of accelerated shelf−life testing of ultra−high temperature milk[J]. Journal of Dairy Science,2016,100(1):76−88.

辛辣食物

Lv J, Lu Q, Yu C, et al. Consumption of spicy foods and total and cause specific mortality: Population based cohort study[J]. Bmj British Medical Journal,2015,351(2):245−250.

补充剂

[1] Kooti W, Mansori E, Ghasemiboroon M, et al. Protective effects of celery (Apium Graveolens) on testis and cauda epididymal spermatozoa in rat[J]. International Journal of Reproductive BioMedicine,2014,12(5):365−366.

[2] Shalaby M A, El−Zorba H Y. Protective effect of celery oil, vitamin E and their combination against testicular toxicity in male rats[J]. Global veterinaria,2010,5(2):122−128.

[3] Misra M, Pacaud D, Petryk A, et al. Vitamin D Deficiency in Children and Its Management: Review of Current Knowledge and Recommendations[J]. Pediatrics,2008,122(2):398−417.

[4] Wagner C L, Greer F R. Prevention of Rickets and Vitamin D Deficiency in Infants, Children, and Adolescents[J]. Pediatrics,2008,122(5):1142−1152.

[5] Tolppanen A M, Fraser A, Fraser W D, et al. Risk factors for variation in 25-hydroxyvitamin D_3 and D_2 concentrations and vitamin D deficiency in children[J]. Journal of Clinical Endocrinology & Metabolism,2012,97(4):1202-1210.

奶粉

[1] Boyce J A, Assa'ad A, Burks A W, et al.Guidelines for the diagnosis and management of food allergy in the UnitedStates: report of the NIAID-sponsored expert panel[J]. The Journal of allergyand clinical immunology,2010,126(6 Suppl): S1-58.

[2] Mofidi S. Nutritional management of pediatricfood hypersensitivity[J]. Pediatrics, 2003,111(Supplement 3):1645-1653.

[3] Wahn U. Aspects of nutritional management offood allergy[J]. Pediatric Allergy and Immunology,2001,12(s14):75-77.

[4] Christie L, Hine R, Parker J G, et al. Foodallergies in children affect nutrient intake and growth[J]. Journal of theAmerican Dietetic Association,2002, 102(11):1648-1651.

花生

[1] Alper C M, Mattes R D. Effects of chronic peanut consumption on energy balance and hedonics[J]. International Journal of Obesity & Related Metabolic Disorders Journal of the International Association for the Study of Obesity,2002,26(8):1129-1137.

[2] Besrastrollo M, Wedick N M, Martinezgonzalez M A, et al. Prospective study of nut consumption, long-term weight change, and obesity risk in women[J]. American Journal of Clinical Nutrition,2009,89(6):1913-1919.

[3] Mattes R D, Krisetherton P M, Foster G D. Impact of peanuts and tree nuts on body weight and healthy weight loss in adults[J]. Journal of Nutrition,2008,138(9):1741S-1745S.

[4] Devi A, Chisholm A, Gray A, et al. Nut-enriched bread is an effective and acceptable vehicle to improve regular nut consumption[J]. European Journal of Nutrition,2015:1-13.

[5] Floresmateo G, Rojasrueda D, Basora J, et al. Nut intake and adiposity: meta-analysis of clinical trials[J]. American Journal of Clinical Nutrition,2013,97(6):1346-1355.

[6] Krisetherton P M, Hu F B, Ros E, et al. The role of tree nuts and peanuts in the prevention of coronary heart disease: multiple potential mechanisms[J]. Journal of Nutrition,2008,138(9):1746S-1751S.

芹菜

[1] 李学平，李洪波，李慧，等 . 芹菜对小鼠精子运动参数的亚急性影响 [J]. 中国生育健康杂志，2009，20（5）：284-287.

[2] 高见，李洪波，李慧，等 . 芹菜对小鼠精子运动能力的急性影响及可复性观察 [J]. 中国实用医药，2010，5（8）：1-3.

[3] 刘鹏，孙冉，成倩倩，等 . 芹菜汁对小鼠精子运动参数的影响 [J]. 毒理学杂志，2009（5）：404-405.

[4] 蒲育栋，李芝兰，赵娟娟，等 . 芹菜对小鼠精子质量影响的实验研究 [J]. 卫生职业教育，2007，25（13）：122-124.

[5] 高金燕，陈红兵 . 芹菜中活性成分的研究进展 [J]. 中国食物与营养，2005（7）：28-31.

[6] 周辉，卢向阳，田云，等 . 芹菜化学成分及药理活性研究进展 [J]. 氨基酸和生物资源，2006，28（1）：6-9.

[7] 李勇，乌莉娅·沙依提，陈妍，等 . 芹菜的最新研究进展 [J]. 中国野生植物资源，2010，29（1）：15-17.

过敏

[1] 陶金好，孔宪明，曹兰芳，等 . 上海地区儿童过敏性疾病食物过敏原的研究 [J]. 临床儿科杂志，2011，29（5）：461-463.

[2] 李蜀湘 . 婴幼儿过敏早期营养干预 [J]. 中国社区医师：医学专业，2011（24）：102–103.

[3] 陈妮妮，詹学 . 儿童食物过敏：饮食干预 [J]. 中华临床医师杂志（电子版）ISTIC，2013，7（5）.

食品加工

[1] 张加玲，刘桂英 . 铝对人体的危害，铝的来源及测定方法研究进展 [J]. 临床医药实践杂志，2005，14（1）：3–6.

[2] 黄劲松，何竞旻，刘廷国 . 蕨菜研究进展综述 [J]. 食品工业科技，2011（7）：455–457.

[3] 黄能慧，李碧菲 . 蕨菜致癌作用的实验研究 [J]. 贵阳医学院学报，1994，19（3）：250–253.

[4] 廖佩玲 . 浅谈食品保质期实验方法与结果分析 [J]. 商品与质量·学术观察，2013（3）：255–255.

[5] 方甜甜 . 论食品保质期 [J]. 规范与安全，2015（2）：25–26.

[6] 刘玲 . 确定食品保质期的理论和技术 [J]. 乳业科学与技术，2004，26（4）：162–165.

膳食调查

[1] 范轶欧，刘爱玲，何宇纳，等 . 中国成年居民营养素摄入状况的评价 [J]. 营养学报，2012，34（1）：15–19.

[2] 张宇，刘小兵，杨丽琛，等 . 2010—2012 年中国 6~17 岁城市儿童维生素 A 营养状况 [J]. 中华预防医学杂志，2017，51（2）.

[3] 杜文雯，王惠君，陈少洁，等 . 中国 9 省（区）2000—2011 年成年女性膳食营养素摄入变化趋势 [J]. 中华流行病学杂志，2015，36（7）：715–719.

[4] 赵静，张倩，张环美，等 . 北京市怀柔区儿童维生素 D 营养状况及其与体成分的关系 [J]. 中华流行病学杂志，2010.

[5] 王翠侠，张倩，胡长梅，等 . 北京城区老年妇女维生素 D 营养状况 [J]. 中国骨质疏松杂志，2009.

[6] 聂敏，王鸥，张葵，等 . 妊娠中晚期 25- 羟维生素 D 状况初步研究 [J]. 中华骨质疏松和骨矿盐疾病杂志，2009.

[7] 周颖，赵丽平，杨婷，等 . 儿童维生素 D 缺乏症指南的系统评价 [C]. 全国治疗药物监测学术年会 .2014.

[8] 张倩，赵静，张环美，等 . 北京市郊区儿童维生素 D 营养状况与骨量的关系 [J]. 中国预防医学杂志，2010（8）：773-777.

[9] 王学梅，郭素梅，杨薇，等 . 北京市亚北地区 0 ~ 6 岁儿童维生素 D 营养状况调查分析 [J]. 中国妇幼保健，2011，26（21）：3284-3286.

[10] 马扬，王颖，李志新 . 北京某医院儿童 25- 羟维生素 D 调查 [J]. 预防医学情报杂志，2016，32（2）：156-158.

[11] 王红，兰常肇，马少杰，等 . 常住北京市城区少儿血清维生素 A 和 25- 羟基维生素 D 水平分析 [J]. 微循环学杂志，2014（3）：48-51.

[12] 李卫国，李宇宁，张秀敏，等 . AGREE Ⅱ评价 9 个儿童青少年维生素 D 临床实践指南及推荐意见共识和差异 [J]. 中国循证儿科杂志，2012，7（5）：372-379.

网页资料

[1] https://www.hsph.harvard.edu/nutritionsource/what-should-you-eat/vitamins/

[2] http://www.nhfpc.gov.cn/jkj/s5879/201506/4505528e65f3460fb88685081ff158a2.shtml

[3] http://economictimes.indiatimes.com/articleshow/48167336.cms?utm_source=contentofinterest&utm_medium=text&utm_campaign=cppst

[4] http://timesofindia.indiatimes.com/india/Nonutrition-survey-in-India-in-last-10-years-Bangladesh-performs-better/articleshow/46809475.cms

[5] https://www.hsph.harvard.edu/nutritionsource/what-should-you-eat/calcium-and-milk/

[6] https://www.healthychildren.org/English/ages-stages/baby/feeding-

nutrition/Pages/Vitamin-Iron-Supplements.aspx

[7] http://www.fsc.go.jp/sonota/10gou_1_8.pdf

[8] http://www.moh.gov.cn/sps/s3586/201406/35d88b68b1174a38
adac4f4123782e5a.shtml

[9] http://www.moh.gov.cn/sps/s7891/201405/800ad83e215b4391a9
82bb9cb69fe49e.shtml

[10] http://www.mayoclinic.org/diseases-conditions/allergies/basics/
symptoms/con-20034030

[11] http://www.nlm.nih.gov/medlineplus/ency/article/000812.htm

[12] https://www.aap.org/en-us/about-the-aap/aap-press-room/
Pages/American-Academy-of-Pediatrics-Recommends-No-Fruit-Juice-
For-Children-Under-1-Year.aspx

[13] https://www.niaaa.nih.gov/alcohol-health/overview-alcohol-
consumption/moderate-binge-drinking

[14] https://www.niaaa.nih.gov/alcohol-health/overview-alcohol-
consumption/alcohol-facts-and-statistics

[15] https://www.knowyourlimits.info/know%E2%80%A6-how-
alcohol-works

[16] https://pubs.niaaa.nih.gov/publications/aa63/aa63.htm

[17] https://www.niaaa.nih.gov/alcohol-health/alcohols-effects-body

[18] http://www.drugfreeworld.org/drugfacts/alcohol/short-term-long-
term-effects.html